Beiträge zur Sprechwissenschaft II

HALLESCHE SCHRIFTEN ZUR SPRECHWISSENSCHAFT UND PHONETIK

Herausgegeben von
Lutz Christian Anders, Ines Bose, Ursula Hirschfeld,
Eva-Maria Krech, Baldur Neuber und Eberhard Stock

Band 37

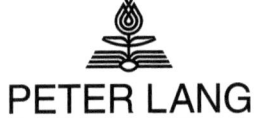

PETER LANG
Frankfurt am Main · Berlin · Bern · Bruxelles · New York · Oxford · Wien

Inhaltsverzeichnis

Vorwort 7

0	Einleitung	11
1	**Die Arten und Formen der Sigmatismen**	14
1.1	Das Wesen des Sigmatismus	14
1.2	Die Physiologie der S-Laute	16
1.3	Die Einteilung der Sigmatismen	21
1.3.1	Sigmatismen durch falsche Zungenlage	21
1.3.1.1	Der Sigmatismus interdentalis	21
1.3.1.2	Der Sigmatismus addentalis	23
1.3.1.3	Der Sigmatismus lateralis	24
1.3.1.4	Der Sigmatismus stridens	25
1.3.1.5	Der Sigmatismus palatalis	26
1.3.1.6	Der Sigmatismus labio-dentalis	26
1.3.2	Sigmatismen infolge falscher Gaumenfunktion	27
2	**Die Therapie der Sigmatismen seit C. L. Merkel**	29
2.1	Allgemeine Übersicht	29
2.2	Einordnung der Therapien	43
2.2.1	Die passive Methode	43
2.2.1.1	Operative Hilfsmittel	43
2.2.1.2	Medikamentöse Einwirkung	43
2.2.1.3	Sonden	44
2.2.1.4	Platten	44
2.2.1.5	Handgriffe	44
2.2.1.6	Passiv-aktive Hilfen	44
2.2.2	Die aktive Methode	45
2.2.2.1	Die Ch [ç]-S-Methode (Ich-Is-Methode)	45
2.2.2.2	Die T-S-Methode	46
2.2.2.3	Die F-S-Methode (Fröschels)	47
2.2.2.4	Die N-S-Methode (Nickel)	47

2.2.2.5	Die Sch [ʃ]-Ableitungsmethoden	48
2.2.2.6	Die Gewinnung des stimmhaften S-Lautes	49
2.2.3	Die kombiniert-psychologische Methode	49
3	**Die Anwendung der Therapien in der Praxis**	51
3.1	Übersicht über die Therapieverläufe	51
3.2	Zur Ätiologie der Sigmatismen	65
3.2.1	Die Bedeutung der Zahnstellungsanomalien für die Zischlautbildung	65
3.2.2	Weitere Einflüsse	75
3.3	Die Anamnese	77
3.4	Die Diagnose	78
3.5	Die Prognose	82
3.6	Die Therapie	84
4	**Zusammenfassung**	98
5	**Literaturverzeichnis**	99
6	**Anmerkungen**	109
7	**Anhang** Übungstexte für die Praxis der kombiniert-psychologischen Methode	133

Volkmar und Renate Clausnitzer
Hans Krech – Ätiologie und Therapie der Sigmatismen 153

Hans Krech

Beiträge zur Sprechwissenschaft II
Die Behandlung gestörter S-Laute

Sprechkundliche Beiträge zur Therapie der Sigmatismen

Herausgegeben von Eva-Maria Krech
Mit einem Beitrag von
Volkmar und Renate Clausnitzer

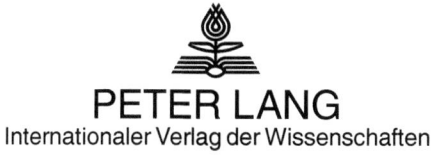

PETER LANG
Internationaler Verlag der Wissenschaften

Bibliografische Information der Deutschen Nationalbibliothek
Die Deutsche Nationalbibliothek verzeichnet diese Publikation in der Deutschen Nationalbibliografie; detaillierte bibliografische Daten sind im Internet über http://dnb.d-nb.de abrufbar.

Gedruckt auf alterungsbeständigem,
säurefreiem Papier.

ISSN 1437-3890
ISBN 978-3-631-61739-7
© Peter Lang GmbH
Internationaler Verlag der Wissenschaften
Frankfurt am Main 2011
Alle Rechte vorbehalten.

Das Werk einschließlich aller seiner Teile ist urheberrechtlich geschützt. Jede Verwertung außerhalb der engen Grenzen des Urheberrechtsgesetzes ist ohne Zustimmung des Verlages unzulässig und strafbar. Das gilt insbesondere für Vervielfältigungen, Übersetzungen, Mikroverfilmungen und die Einspeicherung und Verarbeitung in elektronischen Systemen.

www.peterlang.de

Vorwort

Band II der „Beiträge zur Sprechwissenschaft" mit Schriften von Hans Krech widmet sich monothematisch dem Sigmatismus.

Mit der Arbeit „Sprechkundliche Beiträge zur Therapie der Sigmatismen" habilitierte sich Hans Krech 1954. Die Druckfassung der Habilitationsschrift erschien 1955 unter dem Titel „Die Behandlung gestörter S-Laute" im Carl Marhold Verlag Halle (Saale) in 1. Auflage. Eine 2. Auflage dieses Buches, herausgegeben und bearbeitet von Eva-Maria Krech, kam 1969 im Verlag Volk und Gesundheit, Berlin, heraus.

Die hier vorliegende Monografie beruht auf der 1. Auflage des Buches.
In die 2. Auflage waren zwar bis 1969 neu erschienene Veröffentlichungen und neue Erkenntnisse zur Sigmatismus-Therapie eingearbeitet worden, doch erfuhr diese Weiterführung des Buches keine Fortsetzung bis zur Gegenwart. Daher erwies es sich als gerechtfertigt, für den Neudruck auf die 1. Auflage zurückzugreifen – dies nicht zuletzt aus Gründen der Authentizität.

Hans Krech, der erste habilitierte Sprechwissenschaftler an der Universität Halle, hat in seiner Habilitationsschrift am Beispiel der Sigmatismen die Grundzüge seiner Kombiniert-psychologischen Therapie erstmals beschrieben. In einer Reihe späterer Veröffentlichungen baute er dieses neu entwickelte, ganzheitlich ausgerichtete Therapiekonzept weiter aus – vgl. dazu ausführlich die „Beiträge zur Sprechwissenschaft I" (Hallesche Schriften zur Sprechwissenschaft und Phonetik 36).

Nach einer Einführung in die Systematik der Sigmatismen informiert der Autor über die Therapieformen seit Mitte des 19. Jahrhunderts, die er als passiv, aktiv und (in ersten Ansätzen) als um eine psychologische Komponente angereichert identifiziert. Mit der Analyse von 169 aktuellen Therapieverläufen belegt Hans Krech, wie weitgehend der oft als harmlos erscheinende Sigmatismus mit der Gesamtpersönlichkeit des Patienten verknüpft ist und wie daraus notwendig eine psychologische Fundierung der Behandlung resultiert. Die Therapie der S-Störung kann folglich nicht einfach am Symptom ansetzen, sondern verlangt die

Einbeziehung des Menschen in seiner psychophysischen Ganzheit und in seinen sozialen Bezügen.

Die Kombiniert-psychologische Therapie versucht damit, vielschichtig zu wirken. Sie hat das Ziel, dem Patienten die Bewusstheit des Könnens spürbar zu machen, ihm die Wiedererlangung oder Vertiefung eines ungestörten sozialen Kontaktes zu ermöglichen und ihn zu befähigen, sich den sprachlichen Anforderungen der Gesellschaft stellen zu können. Hans Krech belegt den hohen Rang, den der gezielte Einsatz wiederholter Schallaufnahmen als Therapiemittel (und damit ihrer psychologischen Auswertung) für das Erkennen und den Abbau der Fehlleistungen und so für die Stärkung der Bewusstheit des Könnens besitzt.

Dieser breite Therapieansatz erfasst nicht nur den Patienten als Gesamtpersönlichkeit, sondern er bewirkt damit zugleich, dass das differenzierte und umfangreiche Ursachengefüge für die unterschiedlichen Sigmatismen in den Blick gelangt und so für die Therapie nutzbar wird.

Auch für nachfolgende Forschungen zum Sigmatismus ermöglicht diese weite Sicht von Hans Krech vielfältige Anknüpfungsmöglichkeiten, die u. a. durch das Fortschreiten der Wissenschaften, durch den weiteren Ausbau interdisziplinärer Kooperationen und die Differenzierung der Untersuchungsmethoden u. a. m. in den vergangenen Jahrzehnten befördert wurden.

Volkmar und Renate Clausnitzer haben mit ihrem Beitrag „Hans Krech – Ätiologie und Therapie der Sigmatismen" (enthalten in diesem Band) auf der Basis des übungstherapeutischen Ganzheitsverfahrens von Hans Krech diese Weiterentwicklung verdeutlicht und konnten sie nicht zuletzt exemplarisch mit eigenen Forschungsergebnissen belegen.

Der Neudruck des Buches „Die Behandlung gestörter S-Laute" vermittelt so zum einen ein Stück Wissenschaftsgeschichte. Zum anderen bietet die Schrift vielfältige Anregungen zur Realisierung einer ganzheitlichen Sigmatismus-Therapie. Darüber hinaus ist die hier dargelegte Kombiniert-psychologische Therapie eine Grundlage für jede weiterführende und differenzierende Sigmatismus-Behandlung sowie allgemein für die Therapie von Sprach-, Sprech- und Stimmstörungen.

Der Text der Schrift entspricht, abgesehen von geringfügigen Ausnahmen, der 1. Auflage des Buches. Lediglich in formaler Hinsicht erfolgten Veränderungen. Auf die beiden auffälligsten sei hier verwiesen: So wurde erstens wegen der besseren Übersichtlichkeit als Gliederungsprinzip die Dezimalklassifikation eingeführt.

Zweitens wurde die Kennzeichnung der Laute bzw. Lautverbindungen, die im Ursprungstext durch Großbuchstaben wiedergegeben sind, in entsprechenden Fällen durch eine phonetische Transkription ergänzt, so z. B. bei den Buchstaben bzw. Buchstabenfolgen <Z, X, Sch>.

Für Rat und Unterstützung, vor allem bei computertechnischen Belangen, danke ich meiner Familie – insbesondere meiner Tochter, Frau Priv.-Doz. Dr. med. habil. Bettina-Maria Taute.

Herrn Prof. Dr. phil. Volkmar Clausnitzer und Frau Dr. med. dent. Renate Clausnitzer danke ich für ihren informativen Beitrag „Hans Krech – Ätiologie und Therapie der Sigmatismen", der der Schrift von Hans Krech beigefügt werden konnte.

Halle (Saale), Juni 2011   Eva-Maria Krech

0 Einleitung

Wenn es unternommen wird, den Veröffentlichungen über Störungen des S-Lautes eine neue Arbeit hinzuzufügen, so bedarf dies einer Rechtfertigung.

Es liegen Untersuchungen vor, die sich mit dem Wesen der S-Fehler eingehend auseinandersetzen oder die Teilprobleme beleuchten. Fast ganz aber fehlen Arbeiten, die diese häufige Sprachstörung in ihrer sozialen Auswirkung sehen und sich mit dem Patienten als Menschen in seiner Ganzheit befassen.

Man hat bei Sigmatismen immer nur eine Teilbehandlung durchgeführt, eine Oberflächenkorrektur, „vergleichbar dem Flicken einzelner Defekte oder unschöner Flecken im Sprachkleide" im Gegensatz zu einer „Tiefenkorrektur, welche das Sprachgeschehen in seinen Grundschichten anfasst..." (Schilling[1]).

Rudolf Schilling rechnet die Korrektur von Aussprachefehlern, die Verbesserung eines gelispelten S in ein korrekt gesprochenes S, Vokalabweichungen von der Lautnorm, ferner gewisse Tempo-, Rhythmus- und Betonungsveränderungen und ähnliche Verbesserungen zu den Oberflächenkorrekturen, wenn das Grundgefüge der Sprache in Ordnung ist. Sonst sind sie nur Flickarbeit, die dem im funktionellen Hören geübten Ohr auffallen, das eine Umschulung von Grund aus fordert.[2]

Damit wird die allgemeine Einstellung der Literatur gegeben, wenn auch mit einer wesentlichen Einschränkung: Die Behandlung der Sigmatismen ist eine Oberflächenkorrektur, solange das Grundgefüge der Sprache in Ordnung ist.

Dieses Grundgefüge der Sprache jedoch ist bei der Mehrzahl der von uns behandelten Patienten entscheidend gestört durch depressive Einflüsse, die sich aus der Bewusstheit des Leidens, aus der Isolierung von der Gesellschaft bis zu extremen Auswirkungen ergeben.

Deshalb kann die Behandlung der S-Störung nicht nur Oberflächenkorrektur sein, sondern sie muss fast immer Umerziehung werden, eine Umschulung von Grund auf, in der „Erkenntnis der entscheidenden Bedeutung einer psychologischen

Grundlage für die phonetisch-pädagogische Heilweise" (Richard Wittsack[3]). Keinesfalls darf man „über der Stimme den ganzen Menschen vergessen", betont nachdrücklich G. Panconcelli-Calzia[3a].

Das Eingewöhnen in die neuerlernte Sprechart ist nicht nur die Aufgabe der Erziehung bei Sprachleiden, sondern vor allem die Erziehung des ganzen Menschen (Karl Cornelius Rothe[4]).*

Es gehört zu der grundsätzlichen Einstellung, in der Behandlung die gesamte Persönlichkeit des Patienten zu erfassen und die Tatsache zu berücksichtigen, dass Stimm- und Sprachstörungen sehr oft psychisch bedingt sind und daher die Beeinflussung von dieser Seite geboten ist (Georg Zöppel[7]).

Was Joan van Thal[8] von der logopädischen Therapie der Gaumenspalten schreibt, gilt unverändert auch für unseren Umkreis, wir müssen dem Patienten nicht nur helfen, seine Artikulation zu verbessern, wir müssen bereit sein, die ganze Persönlichkeit des Sprachkranken zu behandeln, den „Unterschied" zu den anderen Mitgliedern der Gesellschaft zu beseitigen.

Besonders gilt dies für pessimistische Patienten (vielleicht dürfen wir verallgemeinernd sagen: für Patienten, die bereits seit längerer Zeit unter der Bewusstheit ihrer Störung leiden, die sich bereits isoliert fühlen), denen immer wieder Mut und Selbstvertrauen gegeben werden muss, ehe die phonetische Therapie überhaupt einsetzen kann. Der Erfolg zeigt sich für die Umgebung in einer Entwicklung, als ob die Betreffenden „andere Menschen" geworden wären, die nun ihren richtigen Platz in der Welt einnehmen können.

Es muss eine psychologisch wichtige Einstellung geschaffen werden, die des Könnens[9].

Mit den Fortschritten nimmt der Lebensmut zu, und so wird der psychische Schock überwunden, schreibt R. Luchsinger[10] über die Therapie der Laryngektomierten.

Es geht daher grundsätzlich nicht um irgendeine Therapie oder Methode. Die Persönlichkeit des Lehrers ist bei der Behandlung psychogen Sprachleidender von

---

* Dies mit einer starken Bereitwilligkeit zu helfen, ausdauernd und ohne Nervosität, ohne Streben nach äußerlichem Erfolg[5], mit – wie Schilling[6] in Bezug auf die Einstellung dem Kinde gegenüber sagt – im Grunde stets gütiger, wohlwollender innerer Haltung.

unschätzbarem Interesse (van Dantzig[11]), sie ist wichtiger als die ausgeklügeltste Therapie (Rothe[12]), ähnlich Thoms[13].

Unter diesen Grundgedanken, der Erkenntnis der Notwendigkeit einer psychologisch fundierten Behandlung, die nicht eine Oberflächenkorrektur vornimmt, sondern immer einen Akt der Umerziehung, sollen die Therapien seit C. L. Merkel einer Würdigung und Kritik unterzogen und die Ansätze zu Behandlungen im Sinne dieser Umerziehung auch bei den oft leicht genommenen Sigmatismen aufgezeigt werden.

Besondere Berücksichtigung findet die Abwendung von den rein passiven und die Hinwendung zu den aktiven Methoden und zur psychologischen Beeinflussung.

Als Beleg werden die Behandlungsprotokolle des Institutes für Sprechkunde aus nahezu zwei Jahrzehnten, wenn auch mit Schwerpunkt auf den letzten sechs Jahren, ausgewertet und, soweit symptomatisch, zu Schlüssen herangezogen.

Die Untersuchung ist aus der täglichen Praxis hervorgegangen. Sie will wieder für die Praxis wirken, in der Übersicht, im Ausblick auf neue Wege, im Bericht des Erreichten.

Sie möchte im weitesten Sinne unserer deutschen Sprache in ihrer zweiten Seite, als Tätigkeit im Sinne Humboldts, zur Lautrichtigkeit vorzustoßen helfen und allen denen, die diese Sprache sprechen, das Odium des Gezeichnetseins, des Gehemmtseins, des Isoliertseins innerhalb der Gesellschaft nehmen und sie freimachen für die Aufgaben in ihrem Wirkungskreis.

Unsere Untersuchung ist damit ein Teil der Geschichte des von Richard Wittsack begründeten Institutes für Sprechkunde und seiner Sonderabteilung für Stimm- und Sprachstörungen.

1 Die Arten und Formen der Sigmatismen

1.1 Das Wesen des Sigmatismus

Unter Sigmatismus versteht man in der Sprachheilkunde die fehlerhafte Aussprache der S-Laute (Arnold[1]). Damit gehören die Sigmatismen zu den Dyslalien (meist funktioneller Art).

Nadoleczny[2] spricht von dentalen Dyslalien (Lispeln, Blaesitas, frz. blésité, zézaiement), die eine richtige Bildung der Reibelaute des zweiten Artikulationsgebietes, also des S (sth. und stl.), Sch [ʃ], des französischen J [ʒ] und auch der Lautverbindungen bei Schreibung Z [ts], X [ks] usw. vereiteln.

Liebmann[3] bezeichnet das „Lispeln" als eine Art partielles Stammeln[4] (Stein[5], Fröschels[6]), bei dem die S-Laute verstümmelt sind. Seine S-Reihe enthält auch den Ich-Laut* [ç].

Gutzmann[8] und seine Schule meinen mit Sigmatismus die Veränderungen der unter Zischlauten zusammengefaßten Gruppe von Reibelauten, S (sth. und stl.), Sch [ʃ] und des französischen J [ʒ].

Stein[9] charakterisiert mit Sigmatismus die abwegige Artikulation bzw. den veränderten Klang der Laute, die in der deutschen Schrift mit den Buchstaben S, C, Z wiedergegeben werden – oft sind auch Sch [ʃ] und Ch [ç] gleichzeitig ergriffen –, Fröschels[10] das Fehlen oder die falsche Aussprache der S-Laute.

Merkel[11] unterscheidet in der Gruppe Paralalia literalis eine Paralalia lingualis, Paralalia dentalis et labialis.

Für Coën[12] besteht das Lispeln, das funktionelle und das mechanische, darin, den normalen Ton des S und seiner Nebenlaute in ein rauschendes, sausendes, unförmiges und unbestimmbares Geräusch umzuwandeln. S-Laute sind ihm S (sth. und stl.), Sch [ʃ] und französisch J [ʒ] und die Konsonantenverbindung [ts] bei Schreibung Z.

---

*   Die Bezeichnung Ich-Laut findet sich auch bei Flatau[7].

Kussmaul[13] fasst mit der Bezeichnung Sigmatismus die Fehler in der Aussprache des S zusammen, das S- und Sch [ʃ]-Stammeln.

Unter dem Sammelbegriff Reibelaute erscheint die Einordnung des Ich- [ç] und Ach-Lautes [x] in den Bereich der Fehlleistungen berechtigt (Brandenstein[14]), unter Zischlauten jedoch im Wesentlichen die verschiedenen S-Laute und ihre Verbindungen (Dieth[15]).

Da nach unseren Beobachtungen Störungen des Ich-Lautes, abgesehen von Dialektlautungen, seltener sind, kann in Anlehnung an Kussmaul und Wagener[16] für die Praxis die Definition folgendermaßen gefasst werden: Unter Sigmatismen verstehen wir die falsche Aussprache der Laute der S-Reihe, S (sth. und stl.), Sch [ʃ] und der Verbindungen von S mit anderen Konsonanten.*

Das S steht in der deutschen Schriftsprache an vierter Stelle nach Kädings Häufigkeitswörterbuch als Buchstabe und als Sprachlaut mit fast 7 % und stellt mit E, N, I, R und T mehr als die Hälfte aller Sprachlaute (Lindner[18], A. Hoffmann[19]). In der Bildung rangiert es neben R als schwierigster Laut der deutschen Sprache mit der größten Störungsquote. Der S-Laut zeigt die geringste physiologische Breite (Fröschels[20], Arnold[21]), so dass bei der Kleinheit der Artikulationsstelle und der Präzision, mit der die Artikulation ausgeführt werden muss (van Dantzig[22], Barczinski[23]), schon geringe Abweichungen von der normalen Einstellung klangliche Fehlleistungen ergeben.

In der bekannten Tabelle von Ernst Pasch (1909) sind 76,4 % der Stammelfehler S-Störungen (u. a. bei Fröschels[24], Möhring[25]), während in einem Material von Panconcelli-Calzia (1932) 33,5 bis 55,6 % auf Fehlleistungen bei Ich-, Sch [ʃ]-, S- (sth. und stl.), R-Lauten und der Aussprache von [ts] (= Schreibweise Z) entfielen. Im Durchschnitt wird das S (53,7%) in der Lautverbindung [tsv̩] bei der Schreibweise ZW (64,1%) noch übertroffen (Möhring[26]).

Weiss[27] berichtet, dass bei 500 Stammlern, die klinisch untersucht wurden, die Laute der S-Reihe 446-mal betroffen waren.

Nach Hasenkamp[28] weist das zweite Artikulationsgebiet die größte Zahl Fehlleistungen auf, und zwar bei den Reibelauten (S etwa 80 %, bei den Buchstabenverbindungen ZW 89 %). Die zuletzt genannten Zahlen beziehen sich auf Kinder im Grundschulalter. Für weitere Angaben wird auf Arnolds Tabellen in seinem Lehrbuch verwiesen[29].

---

*   Der dem stimmlosen Sch [ʃ] entsprechende stimmhafte Reibelaut [ʒ] kommt in deutschen Wörtern nicht vor[17].

Erwähnt sei noch, dass der Psychiater Arnold Berkhahn (Hoffmann[30]) in Braunschweig 1883 unter 8000 Volksschülern nur 23 Stammler feststellte, also noch nicht einmal 3 vom Hundert.

Weiss[31] berichtet von 30 % logopädischen Befunden, die sich auf Sigmatismen und Dialekt beziehen, bei Studierenden, Arnold[32] unter 301 Fällen von 19 % Sigmatikern.

Der Verfasser[33] fand bei 1658 Studierenden 15,3 % Sigmatismen, fast gleichmäßig (15,7 : 14,7 %) innerhalb der Geschlechter verteilt.

Um die Sigmatismen im Einzelnen abgrenzen zu können, ist es erforderlich, die Physiologie der S-Laute darzustellen.

1.2 Die Physiologie der S-Laute

Die für Reibelaute nötige Enge entsteht dadurch, dass sich ein beweglicher Teil der Artikulationsorgane (also alles, was mit dem Unterkiefer zusammenhängt) einem unbeweglichen Teil des Resonanzraumes nähert. Demnach ist immer der Ort der Engebildung und das bewegliche Organ, mit dem diese Bildung erfolgt, anzugeben (Brandenstein[34]).*

Die Zischlaute werden durch den Luftstrom, der in einer mehr oder weniger breiten Rille der Vorderzunge auf die Schneidezähne gelenkt wird und dort hindurchstreicht, gebildet (Dieth[35]).

Zur Erzeugung des S-Lautes bedarf es eines möglichst konzentrierten Luftstromes und des Entgegenstellens eines scharfkantigen Reibewiderstandes (Führing-Lettmayer[36], vgl. u. a. Merkel[37]). Die Seitenränder der Zunge legen sich beiderseits bis zu den Alveolen der oberen Molaren an, in der Zungenspitze bildet sich eine mediane Rinne zur Führung der Luft. Das Velum schließt ab.

Grundsätzlich muss eine Unterscheidung zwischen einer S-Bildung mit gehobener Zungenspitze und mit gesenkter Zungenspitze getroffen werden. Beide Formen nennen bereits Brücke und Merkel neben anderen Arten (Wethlo[38]).

---

* Die Möglichkeit einer Engebildung durch zwei bewegliche Teile des Ansatzrohres, die außerdem nicht nur dem Unterkiefer zuzurechnen sind, wird nicht berücksichtigt (z. B. Zungenrücken und Velum (Ach-Laut) oder nicht hochlautende bilabiale Bildungen).

Die Hebung der Zungenspitze gegen die Rückwand der oberen Schneidezähne ergibt das Zahnrücken-S, das postdentale S (Sütterlin[39]), die Hebung gegen den Zahndamm das Zahndamm-S, das alveolare S (Sütterlin[40], Sievers[41]). Diesen durch die gekerbte Zungenspitze (apex linguae) gebildeten Laut bezeichnet Viëtor[42] als das apikale S.

Elise Richter[43] kennzeichnet die Bildungsstelle als Schweben der Zungenspitze unter der D-Stellung hinter den Oberzähnen und oft auch tiefer.

Apikales S verwenden auch Führing-Lettmayer[44] und Dieth[45] (Dieth: Zungenspitze „freischwebend" hinter den oberen Schneidezähnen).

Brandenstein[46] beschreibt nur den mit gegen den Gaumen gehobener Zungenspitze gebildeten Laut.

Wird bei gleicher Grundeinstellung die Zungenspitze nach unten gegen die Unterzähne zu geschoben und nähert die Oberfläche der Vorderzunge, das Zungenblatt, sich der Rückseite der oberen Schneidezähne oder dem oberen Zahndamm, so wird das Zungenblatt-S erzeugt (Sütterlin[47]), dessen so entstehende beiden Spielarten Sütterlin mit dem Namen dorsal-postdentales und dorsal-alveolares S belegt.

Führing-Lettmayer[48] verlangen ein „zartes" Anlegen der Zungenspitze an die unteren Incisivi und sprechen allgemein unter Hinweis auf Gutzmann von einem dorsalen S.

Für Sievers[49] ist nach den Untersuchungen von Bell und Sweet für die S-Laute die Bildung der Engen mit dem Zungenblatt charakteristisch und eine mehr oder weniger tiefe mediane Rinne in der Zunge wichtig, durch die die Luft geführt wird. Die Enge selbst kann vom unteren Rande der Oberzähne an aufwärts[50] gebildet werden.

Dieth[51] schlägt für das mit hinter den unteren Schneidezähnen angelegter Zungenspitze gebildete S „mangels einer besseren Bezeichnung" koronales S vor.

Elise Richter[52] führt die Bildung dieses dorsalen S auf die Artikulation des T/D mit dorsaler Zungenlage zurück und damit auf eine Angleichung, was sich mit unseren, in dieser Richtung allerdings nur am Rande liegenden Feststellungen nicht bestätigen lässt. Eine dorsale T/D-Bildung kann wohl nicht in Verbindung grundsätzlicher Art zum dorsalen S gebracht werden.

Coën[53], Liebmann[54], Barczinski[55], Barraud[55a] und Arnold[56] nennen nur die Form des dorsalen S, ohne den Ausdruck selbst zu verwenden. Fröschels[*] spricht von beiden Bildungsarten ebenso wie Nadoleczny[58] und Stein[59], Flatau[60] von einem Wechsel zwischen beiden Bildungsstellen besonders nach dem T in der Lautverbindung [ts].

Terminologisch bieten sich für die Erfordernisse der Praxis apikales und als Gegensatz dorsales S an: Die entscheidenden Einstellungen geschehen durch die Zungenspitze oder durch den Zungenrücken.

Fast alle Laute der zweiten Artikulationszone werden apikal gebildet. So liegt auch eine grundlegende apikale S-Bildung nahe.

Führing-Lettmayer[61] konnten jedoch an 2000 Wiener Schulkindern bei 7/8 dorsales und nur 1/8 apikales S festhalten. Die Autoren folgern daraus, dass das dorsale S leichter zu erlernen sei.

Sievers[62] nimmt an, dass in Mitteldeutschland die meisten S-Laute dorsal, in Norddeutschland, und zwar namentlich in den Mundarten, welche an der Aussprache [st] und [sp] am zähesten festhalten, dagegen alveolar artikuliert werden.

Der Gehöreindruck der beiden Arten ist nicht wesentlich verschieden (Dieth[63]). Sie können so gebildet werden, dass sie zum Verwechseln ähnlich klingen (Wethlo[64]).

Nadoleczny[65] hält mit Grützner und Brücke (Kramer[66]) die Lage der Zungenspitze unmittelbar hinter den oberen Schneidezähnen im Sinne einer guten deutschen Lautbildung nicht für richtig.

Gutzmann (Kramer[67]) bezeichnet das dorsale S als korrektes, scharfes S der Bühnensprache. Flatau[68] dagegen erscheint das apikale S schärfer. Das verbreitete „Lehrbuch für Sprechtechnik" (o. J., 5. Aufl.) von Calm unterscheidet das stl. S mit apikaler, das stimmhafte mit sinngemäß dorsaler Bildung (!).

Nach unseren Erfahrungen lässt sich eine akustische Scheidung vertreten, da fast alle Fehlleistungen unseres Patientenkreises sich aufgrund apikaler Einstellung ergaben. In jedem Fall muss das dorsale S als das leichter zu produzierende betrachtet werden, weil die Zungenspitze sich dabei anlegen kann und sich auch weniger weit zurückziehen muss als beim alveolaren S (Kramer[69]). Ähnliches

---

[*] 1931 mit der Bemerkung „„... es gibt Leute, welche die Zungenspitze den unteren Schneidezähnen nähern oder sie an diese Zähne anlegen..."[57].

vertritt auch Wethlo[70] nach Erfahrungen an sich selbst und mit Beschränkung auf Prognathien.

Bei der dorsalen Bildung ist gleichzeitig die Ermüdungsgefahr und damit die Möglichkeit der Fehlleistung bei mangelnder Konzentrationskraft geringer. Ebenso lässt sich vom Muskelgefühl aus das dorsale S, ein Anlegen der Zunge an drei mehr oder weniger großen Flächen, leichter überprüfen und kontrollieren. Die Zungenspitze kann durchaus fest und spürbar hinter den unteren Schneidezähnen eingesetzt werden, wenn auch Führing-Lettmayer[71], wahrscheinlich auf Stein[72] zurückgehend, von zartem Anlegen sprechen. Selbstverständlich ergeben Überspannungen Fehlleistungen, die sich dem Gehör (als stridens) bemerkbar machen.

Letztlich entscheidet, auch für die Feststellung von Anomalien, das akustische Ergebnis (R. Wittsack[73], Lindner[74], Kramer[75]).

Wie weit eine Kopfbissstellung (Grützner[76], Gutzmann[77], Liebmann[78], Flatau[79], Nadoleczny[80], Reichenbach[81], Wagener[82], Neumann[83], Arnold[84], Loebell[84a], Barraud[84b]) oder eine Berührung der Ober- und Unterzähne (Dieth[85]) von Bedeutung sind, muss offen bleiben.

Jedenfalls ist in normaler Bissstellung ohne Weiteres ein einwandfreies S möglich.

Das vertritt auch Fröschels[86], der gerade bei geheilten interdentalen Sigmatismen ein Vorschieben des Unterkiefers feststellte, das von der Therapie auf keinen Fall angelegt war und das ihm als Beweis dafür dient, dieses Vorschieben des Unterkiefers als vom Öffnen der Lippen abhängige Mitbewegung darzustellen, die den Klang des S-Lautes nicht beeinflusst.

Weiss[87] nimmt einen ähnlichen Standpunkt ein. Nach Fröschels Untersuchungen schieben nur die den Unterkiefer vor, die das Gleiche auch beim Lippenspreizen ausführen. Vorschieben des Unterkiefers kann also nicht als allgemeine Vorschrift gelten. 1933 kamen Nadoleczny und Reichenbach nach eigenen Erfahrungen und unter erneuter Berufung auf Gutzmann zu demselben Ergebnis. Somit ist die Kieferstellung für die S-Artikulation richtig, die sich beim (ganz raschen) Lippenspreizen ergibt.

Führing-Lettmayer[88] wollen das Aufeinanderstellen der Beißkanten der Schneidezähne in jedem Fall vermieden wissen und lassen die natürliche Bissstellung durch Kauübungen unter der Suggestivvorstellung von irgend etwas Essbarem im Munde einnehmen. So ergibt sich mit Spiegelhilfe eine ungezwungene, normale

Kieferstellung, die für die Bildung des S, bei dem die Zahnreihen auch nur genähert sind, benötigt wird.

Bergsveinsson[89] sieht den Gegensatz zwischen der falschen und der richtigen Lautbildung nicht in einer Spalte gegen eine Rinne, als vielmehr darin, dass der Luftstrom im ersten Falle unter lockerer Kieferstellung sowohl an den vorderen Seitenrändern der Zunge, wie an ihrem vorderen Rande hinausfließen kann, während er bei richtiger S-Zungenstellung nur vorn und möglichst in der Mitte hindurchstreichen muss.

Über den Abstand der Zunge vom Gaumen macht Bremer[90] die Angabe, dass er für unsere Reibegeräusche in normalen Fällen weniger als 2 mm beträgt und bei einer senkrechten Öffnungsweite von mehr als 2½ mm der Schall auch bei starkem Luftstrom rein vokalisch wird.

Zusammenfassend kann festgehalten werden: Die Zunge bildet beim richtigen S eine schmale Rinne. Die in dieser Rinne ausströmende Luft reibt sich an den Beißkanten der unteren Schneidezähne in einem dünnen Strahl (Führing-Lettmayer[91]).

Z ist kein selbstständiger Sprachlaut, sondern ein Buchstabe, für den die Verbindung von T und S gesprochen wird (Wagener[92]: S mit T-Vorschlag), X steht für die Lautverbindung von K und S (Wagener[92]: S mit K-Vorschlag).

Die Aussprache des Sch [ʃ] gleicht in der Bildung in vielen Beziehungen dem S-Laut. Die grundlegenden Unterschiede bestehen darin, dass die Luft in einem breiten Strom flutet im Gegensatz zum dünnen, scharfen Strahl des S (Viëtor[93], Bremer[94]), die Lippen vorgestülpt sind (Viëtor[95], Sievers[96], Sütterlin[97]) und die Zunge etwas zurückgezogen wird im Vergleich zur S-Einstellung.

Das charakteristische, volle, starke Geräusch des [ʃ] wird durch die Einsenkung in der Zunge oder durch das Zurückziehen der Zunge bewirkt, durch das zwischen Zunge und Zahnreihen ein Hohlraum, ein kesselförmiger Raum, (Sievers[98], Jespersen[99]) entsteht, den die Luft durcheilen muss, ehe sie die Kanten der Schneidezähne erreicht. Das rüsselartige Vorstülpen der Lippen unterstreicht das volle Geräusch des Sch [ʃ] und gibt ihm die endgültige Gestalt (Führing-Lettmayer[100], ähnlich Coën[101]).

Von Essen spricht von „alveolar-koronalen Engelauten", bei denen sich im Umgangssprechen die Vorderzahnschneiden nicht wie im „Kopfbiss" über-, sondern kurz hintereinander stellen. In sorgfältiger Artikulation erfolgt Lippen-Vorstülpung (Vorschieben) und Rundung[101a].

Die Zunge kann apikale (frei schwebende) oder dorsale Einstellung haben, ohne dass ein entscheidender Unterschied im Klang bemerkbar ist. Beide Formen sind, vielleicht mundartlich verteilt, in Deutschland häufig (Wethlo[102]).

Gutzmann[103] spricht von einem Zurückziehen der Zungenspitze, Fröschels[104] betont, die Zungenspitze liegt tiefer im Munde und ist meist nach oben gerichtet, Nadoleczny[105] und ähnlich Flatau[106] erwähnen gleichfalls dieses Zurückziehen der Zungenspitze, das sich schon durch das Vorstülpen der Lippen ergibt. Coën[107] und Liebmann[108] beziehen sich auf das Zurückziehen der Zungenspitze leicht nach oben und hinten. Stein[109] meint wie Nadoleczny[110], dass ein „Schnauzen"-Formen schon das Zurückziehen der Zungenspitze bewirkt.

Dieth[111] fasst zusammen: Beim Übergang von S zu Sch [ʃ] zieht sich die Zunge zurück und senkt sich, wodurch die Rille merklich erweitert wird. Aus dem Luftstrahl wird ein Luftstrom. Der akustische Eindruck verliert an Schärfe und Spitze. Meist verbindet sich damit ein Vorstülpen der Lippen.

Die Sprachheilkunde bevorzugt die [ʃ]-Bildung mit gesenkter Zungenspitze wegen der ausdrucksvollen Lippenstülpung (Wethlo[112])*.

Lippenstülpung und Zurückziehen der Zungenspitze im Vergleich zur Grundeinstellung des S erscheinen somit das Wesentliche für die Praxis.

1.3 Die Einteilung der Sigmatismen

Man kann zwei Hauptgruppen unterscheiden, orale Sigmatismen, die durch falsche Zungenlage hervorgerufen werden, und nasale Sigmatismen, die auf falscher Gaumenfunktion beruhen (Arnold[113]).

1.3.1 Sigmatismen durch falsche Zungenlage

1.3.1.1 Der Sigmatismus interdentalis

Der Sigmatismus interdentalis stellt das eigentliche Lispeln dar. Kussmaul[114] spricht von Lispeln oder Blaesitas der Stutzer, Liebmann[115] verwendet den Ausdruck einfaches Lispeln (Sigmatismus simplex).

---

* Diese Lippenstülpung ist sprechkundlich auch für die [ʃ]-Bildung mit gehobener Zungenspitze zu fordern.

Diese Fehlleistung ist am häufigsten und nach Klestadt[116] die vulgärste Form der S-Störungen.

Die Zungenspitze schiebt sich zwischen den Zahnreihen vor. Damit wird die scharfe Kante des Reibewiderstandes beseitigt. Das S klingt flächig und stumpf in der Lautung und entspricht dem englischen Th.

Meist ist der Unterkiefer gesenkt (Arnold[117]). Bei frontal offenem Biss tritt der Sigmatismus auch ohne diese Senkung auf, und Brode[118] bezeichnet die Zahnstellungsanomalie als prädisponierend.

Neben dem S werden häufig auch andere Dentallaute zwischenzahnig gebildet, z. B. wie Gutzmann[119] zuerst angab, D und T. Differentialdiagnostisch muss stets an die von Fröschels beschriebene multiple Interdentalität gedacht werden, bei der neben S auch D, T, N, L interdental artikuliert werden (Stein[120]). Diese Abweichungen von der Lautnorm sind bei kleinen Kindern sehr häufig, fallen aber akustisch nur bei den S-Lauten ins Gewicht.

E. Freud[121] fand, dass bei multipler Interdentalität etwa 50 % auch das [ʃ] mit zu weit vorn liegender Zungenspitze aussprachen.

Die multiple Interdentalität ist eine physiologische Erscheinung der Sprachentwicklung und wird nach und nach abgebaut. Besteht der Fehler gewohnheitsmäßig weiter, muss therapeutisch eingegriffen werden. Über die Häufigkeit der multiplen Interdentalität liegen Untersuchungen u. a. von Trude Newekluf[122] vor (auch bei Moŝcisker[123]):

Von Kindern unter	4	Jahren sprechen 100 % interdental
Von Kindern im Alter von	4-6	Jahren sprechen 80 % interdental
Von Kindern im Alter von	6-8	Jahren sprechen 70 % interdental
Von Kindern im Alter von	8-12	Jahren sprechen 63 % interdental

Mit zunehmendem Alter verschwindet die Interdentalität fast völlig. Ähnliche Ergebnisse zeigen die Statistiken von Silbiger und Dylewski (Moŝcisker[123]).

Fröschels[124] nimmt eine fehlerhafte Funktion der die Zunge nach rückwärts ziehenden Muskeln an, Stein[125] erwähnt auch die Möglichkeit des Überwiegens der Zungenstrecker und damit einer Vorverlagerung der Artikulationsbasis, die sich erst im Laufe der Entwicklung in die Grundstellung einspielt. Führing-Lettmayer[126] bemerken eine Unfähigkeit, die Zunge breit zu ziehen und so die Verbindung der Molarenreihen zu schaffen.

Ätiologisch ist nach unseren Erfahrungen auch die Möglichkeit der Anlage eines Sigmatismus interdentalis durch eine phoniatrische Übungstherapie zu berücksichtigen.

Dass auch Ich- und R-Laute interdental beobachtet werden (Moščisker[127]), liegt für unsere Untersuchung am Rande.

Der Sigmatismus interdentalis gestattet im Allgemeinen eine genügende Differenzierung der deutschen Sprachlaute. Liebmann[128] bezeichnet ihn daher als nur ästhetischen Fehler, der aber wegen seines hässlichen Klanges die Stellung des Sigmatikers in der Gesellschaft untergräbt und starke seelische Depressionen mit sich bringt. Sprechen oder gesangliches Auftreten zeitigt Spott statt Anerkennung, und bestimmte Berufe, die an „die Schönheit der Sprache besondere Anforderungen stellen (der Beruf des Pastors, des Lehrers, des Redners, des Schauspielers und des Sängers)", sind dem Sigmatiker überhaupt verschlossen.

Die Stimme Liebmanns (1909!) fand bis heute beschämend wenig Widerhall. Nach unseren Beobachtungen wird der Sigmatismus interdentalis meist überhört und zuerst und ab und an unter Widerspruch in den Universitätsübungen (Anglistik oder Sprechkunde) diagnostiziert, weil eine Fremdsprache nicht lautrein gesprochen werden kann oder weil bei Germanisten, Musikerziehern, Sonderschullehrern und Körpererziehern die hochlautende Artikulation unserer Muttersprache gefordert wird.

1.3.1.2 Der Sigmatismus addentalis

Der Sigmatismus addentalis gehört gleichfalls zu den häufigen S-Störungen.

Die Zungenspitze presst sich an die Incisivi. Die Rillenbildung kann nicht stattfinden. Die Luft streicht fächerförmig und unkonzentriert über die Vorderzunge und bildet einen dem englischen Th ähnlichen Laut (Nadoleczny[129], Fröschels[130]). Gutzmann[131] reiht deshalb nach dem akustischen Ergebnis diesen Sigmatismus bei den interdentalen ein. Der Sigmatismus addentalis ist das verbreitete Anstoßen mit der Zunge (Nadoleczny[132]).

Fröschels[133] schlägt den Ausdruck Sigmatismus multilocularis vor, weil auch bei anderen Sigmatismen und selbst bei der normalen S-Bildung die Zunge in Zahnberührung steht.

Oft ist ätiologisch eine Innenohrschwerhörigkeit vorhanden, so dass Stein[134] diesem Fehler diagnostische Bedeutung für ein Innenohrleiden beimisst. Sigmatismus addentalis ergibt sich ferner aus Hyperkinesen. Die gepressten Artikulationsbewegungen führen zum Anstoßen der Zunge an die Zähne (Arnold[135]). Nadoleczny[136], Brode[137] und Herold[138] nennen als Ursachen weiterhin Progenie und offenen Biss in geringerer Ausprägung.

1.3.1.3 Der Sigmatismus lateralis

Der Sigmatismus lateralis, das Seitwärts-Lispeln (Nadoleczny[139]), das seitliche Lispeln (Flatau[140]), hat gewisse Klangelemente des L.
Gutzmann[141] spricht von Sigmatismus lateralis seu lambdoides.

Liebmann[142], der den Ausdruck seitliches Lispeln oder seitliches Zischen gleichfalls verwendet, nennt diese Störung Parasigmatismus lateralis.

Alle Autoren halten den Sigmatismus lateralis für die hässlichste und auffälligste Form. Coën[143] zieht das österreichische „ein Hölzl im Mund haben" als Vergleich heran für das schlürfende Rasseln (Kussmaul[144], Arnold[145], Führing-Lettmayer[146]). Rethmann[146a] belegt den Terminus „Schlürpsen".

Die Zungenspitze wird wie beim L, aber seitlich, hinter die oberen Schneidezähne gelegt (u. a. Nadoleczny[147], Herold[148], Führing-Lettmayer[149]) oder die Zunge hebt sich nur auf der einen Seite, auf der einen Seite mehr als auf der anderen oder legt sich einseitig an die Backenzähne an (Arnold[150]), die Zunge bildet mit ihrer Spitze und mit einem ihrer Ränder einen festen Verschluss, so dass der Luftstrom des versuchten S-Lautes die Zentrierung verliert (Führing-Lettmayer[151]). Die Luft wird lateral in die Backentasche geleitet. Je nach der Art des Luftaustrittes unterscheidet man eine rechtsseitige, linksseitige oder beidseitige Form. (Sigmatismus lateralis dexter, sinister und bilateralis).

Im Gegensatz zu den bisher beschriebenen Fehlleistungen sind meist alle Zischlaute gestört. Fröschels[152] hebt das Fehlen des stimmhaften S hervor, weil ein uni- oder bilaterales S stimmhaft wie L klingt.

Arnold[153] meint, dass entweder alle Zischlaute oder nur die Laute der S- und Sch-Reihe laterale Bildung aufweisen und führt den Fehler auf Ungeschicklichkeit, mangelhafte sprachliche Begabung, akustische Unaufmerksamkeit oder Nachahmung in der Kindheit zurück, also auf eine fehlerhafte Lautentwicklung.

Auch Zahnanomalien werden von verschiedenen Autoren genannt (u. a. Gutzmann[154], Nadoleczny[155], Herold[156], Knobel[157]), während Arnold[158] ihnen nur für schwere Formen, wie Gaumenspalten, Bedeutung zuerkennt. Für die Therapie muss die Stellungsanomalie als ungünstige Prädisposition in Hinsicht auf die Zentrierung des Lautes gewertet werden (Krech[159], vergleiche auch Stern[160]).

Arnold[161] stellt eine Verbindung mit gleichzeitiger Innenohrschwerhörigkeit fest, die aus der Verlagerung der S-Bildung zur Seite des Hörverlustes aus Gründen der Klangverstärkung ableitbar ist.

Liebmann[162] berücksichtigt beim Sigmatismus lateralis wiederum die soziale Bedeutung dieser Störung, die nicht nur hässlich klingt, sondern auch jenseits des rein Ästhetischen eine korrekte Aussprache unmöglich macht. Er denkt besonders an die lautreine Artikulation der Fremdsprachen und die damit verbundenen Schwierigkeiten schulischer Art, aber auch an die Isolierung in der Gesellschaft mit den sich daraus ergebenden schweren psychischen Depressionen. Der oft vorhandene Bildungsrückstand darf nicht übersehen werden (Dirr[163]).

Der Sigmatismus lateralis wird nach unseren Erfahrungen immer als Störung der normalen Artikulation empfunden. Depressionen müssen als Norm angenommen werden.

1.3.1.4 Der Sigmatismus stridens

Der Sigmatismus stridens oder auch stridans (Flatau[164], Auer[165]), das pfeifende Lispeln (Nadoleczny[166], Herold[167]), wird als scharf pfeifendes S auffällig (A. Hoffmann[168]: Sigmatismus sibilans).

Diese Form der Störung wird auf eine zu tiefe mediane Rille in der Zunge zurückgeführt (Fröschels[169], Gutzmann[170], Flatau[171], Herold[172], Arnold[173]). Als Ursache hierfür nennt Arnold[174] hyperkinetische Sprechweise, Herold[175] dagegen gezierte Aussprache.

Zahnstellungsanomalien können eine Verdumpfung ergeben (Herold[176], Knobel[177], Arnold[178]). Die Luft reibt sich nicht nur an den horizontalen Schneiden, sondern trifft auch auf vertikale Kanten. Von Wichtigkeit sind in dieser Beziehung die mittleren Schneidezähne des Ober- und besonders des Unterkiefers, während die seitlichen Schneidezähne oder die Eckzähne, weil die mediane Rille in der Zunge sich kaum in der Breitenausdehnung bis zu den Eckzähnen erstreckt (Herold[179]), weniger wesentlich sind. Ätiologisch gibt Arnold[180] ferner Innenohrschwerhörigkeit an.

Der stridens ist häufig, wird aber meistens als harmlosere Störung nicht behandelt. Er ist oft das Ergebnis einer Therapie (hyperkinetische Lautbildung).

1.3.1.5 Der Sigmatismus palatalis

Der Sigmatismus palatalis (Stein[181]) wird von Gutzmann[182], Flatau[183], Nadoleczny[184] und Herold[185] unter Sigmatismus stridens eingeordnet. Das S nähert sich im Klang dem [ʃ] oder dem Ich-Laut [ç]. Die Zungenspitze zieht sich zu weit von den Zahnreihen zurück. Das S verlagert sich palatinal. Diese Fehlleistung zeigt sich auf gewohnheitsmäßiger Basis nach Angaben Nadolecznys[186], die von Arnold[187] bestätigt werden, in Österreich.

Prognathie oder offener Biss, wenn die Zungenspitze die vorderen Schneidezähne nicht bequem erreichen kann, können teilweise Ursache sein, zum anderen aber Schwerhörigkeit (Arnold[188]). Nach Stein[189] handelt es sich oft um ein abgebautes universelles Stammeln.

1.3.1.6 Der Sigmatismus labio-dentalis

Sigmatismus labio-dentalis (Gutzmann[190], Nadoleczny[191]) oder Sigmatismus labialis (E. Forchhammer[192], Ringer[193]) haben F-Charakter.

Ein Ersetzen des S durch F gibt schon Kempelen an (Ringer[194]). Die S-Bildung geschieht zwischen Unterlippe und oberen Schneidezähnen. (Arnold[195]).

Fein[196] hatte 1912 eine akustisch bedeutungslose Mitbewegung der Oberlippe bemerkt, die er als Mittel der Kaschierung deutete.
E. Forchhammer[197] beschreibt den Sigmatismus labialis als Hyperkinese gegenüber der Hypokinese der Artikulationsmuskulatur beim interdentalis und addentalis.

M. Ringer[198] kommt zu der Feststellung einer doppelten S-Artikulation. Der normale, lautphysiologisch mitunter nicht einwandfreie Vorgang wird durch Vorschalten der Lippen noch einmal beeinflusst, der Luftstrom erneut geschnitten und je nach Beschaffenheit der Lippen verschärft oder abgestumpft. Ringer spricht von einem Korrekturvorgang mit häufiger labialer Überkompensation.

Der Sigmatismus labialis ist bei starker Prognathie anzutreffen (Arnold[199]). Durch den Überbiss kann die Luft nicht normal leicht an die unteren Schneidezähne gesteuert werden (Führing-Lettmayer[200]). Fröschels[201] bezeichnet diese Bildung als Sigmatismus labialis inferior. Der Klang des Geräusches ist sehr scharf, fast pfeifend (Nadoleczny[202]).

1.3.2 Sigmatismen infolge falscher Gaumenfunktion

Bei dieser Gruppe tritt die Luft hinter dem gesenkten Gaumensegel entweder teilweise oder ganz durch die Nase (Führing-Lettmayer[203]). Man hat deshalb diese Fehler als Sigmatismus nasalis (Gutzmann[204], Fröschels[205], Nadoleczny[206], Schleißner[207], Stern[208], Herrmann[209] u. a.) oder auch als Parasigmatismus nasalis (Imhofer[210], Liebmann[211]) bezeichnet. Coën spricht von einer Mogilalia nasilata partialis (Schleißner[212]).

Stein[213] schlägt für die schnarchende Form des Sigmatismus nasalis Sigmatismus stertens, Silbiger[213] Dyslalia stertens linguodentalis vor. Eine Literaturübersicht findet sich in der Monografie Sterns. Über einen Sigmatismus laryngealis berichtet Sokolowsky[214].

G. Arnold[215] konnte an einem großen Material vier Arten nasaler Sigmatismen belegen und die vorhergehenden Einzeluntersuchungen einordnen. Die fehlerhaften Ersatzgeräusche entstehen an vier Stellen und weisen entsprechend verschiedene akustische Phänomene auf.

Nasales Blasen entsteht in der Nase, velares Schnarchen wird zwischen unvollständig gehobenem Gaumensegel und hinterer Rachenwand erzeugt, pharyngeales Reiben tritt zwischen Zungengrund und Rachenwand auf und laryngeales Fauchen kommt im Kehlkopf zustande.
Es werden daher unterschieden:

Sigmatismus nasalis, eine Bildung der S-Laute, die durch ein in der Nase entstehendes Geräusch gestört wird. Er ist zu unterteilen in Sigmatismus nasalis partialis, bei dem die Luft durch Mund und Nase und Sigmatismus nasalis totalis, bei dem sie nur durch die Nase entweicht. Der Fehler ist meist durch erworbenes, offenes Näseln bedingt.

Sigmatismus velaris heißt die Bildung der Zischlaute durch die oben beschriebenen Schnarchgeräusche (Stein: stertens, Silbiger: Dyslalia stertens linguo-dentalis*, die wie das Schnarchen im Schlafe klingen. Auch hier sind partialis und totalis festzustellen. Arnold bezeichnet sie als die häufigsten Formen der nasalen Sigmatismen.

Sigmatismus pharyngealis ist der von Neumann beschriebene Parasigmatismus gutturalis. Seine organische Form tritt bei Gaumenspalten auf. Das akustische Ergebnis stellt ein dem Ach-Laut gleichendes Reibegeräusch dar. Der Sigmatismus pharyngealis ist nach Arnold selten.

Der **Sigmatismus laryngealis**, eine Störung, bei der die Lautbildung (S, Sch [ʃ], Ach [x], F) im Kehlkopf erfolgt, ersetzt die S-Laute durch das im Kehlkopfeingang erzeugte Fauchen der Gaumenspaltensprache. Eine nasale Komponente kann vorhanden sein. Durch Nichtbeachtung der Rolle des Kehlkopfes ist im deutschen Schrifttum nur der von Sokolowsky beschriebene Fall einer laryngealen S-Bildung bekannt (Arnold[217]).

Unter **Parasigmatismus** verstehen wir die Ersetzung der S-Laute durch andere Sprachlaute.

Nach Stern[218] muss der Laut, der eingesetzt wird, richtig gebildet sein. Imhofer[219] hält die Qualität des Ersatzlautes für bedeutungslos.

Das Eintreten eines anderen Lautes für S ist in der Sprachentwicklung bekannt. Gewöhnlich tritt an die Stelle des Reibelautes der Verschlusslaut, z. B. T oder D, aber auch [ʒ] oder W und F. Der Ich-Laut und [ʃ] ersetzen ebenfalls das S häufig (Nadoleczny[220]).

---

*   nach Arnolds Angaben[216]: Dyslalia stertens labiodentalis bei Silbiger.

2 Die Therapie der Sigmatismen seit C. L. Merkel

2.1 Allgemeine Übersicht

Im Jahre 1841 erschien die Schrift des berühmten und daraufhin berüchtigten Dieffenbach „Die Heilung des Stotterns durch eine neue chirurgische Operation". C. L. Merkel[1] war einer der Widersacher der neuen Methode, der gleiche Merkel aber empfahl diese und eine Reihe anderer Operationen zur Behandlung des Stammelns.

Er schlug die Durchschneidung der Mm. genioglossi (ohne die geniohyoidei) vor, wenn die Zungenspitze nicht oder nicht hinlänglich bis zu den Schneidezähnen geführt werden konnte und damit S (Z [ts]), D und T nur unvollkommen gebildet wurden. Er riet zu einem Einschnitt in die untere Zungenfläche oder in den Vorderrand, wenn T statt S gebildet wird, ja er ging auf Dieffenbach ein mit Keilausschneidungen, prismatisch-longitudinalen und transversalen, aus Volumengründen oder bei Hypertrophien und Paralysen. Um zu große Längenausdehnung zu beseitigen, wird die Abkürzung der Zungenspitze empfohlen, für das die Sprachlautbildung gleichfalls behindernde übergroße Volumen der Zunge eine Unterbindung der Arteriae sublinguales. Insgesamt erfolgen 15 solcher Operationsvorschläge, die sich auch mit Gamma-Kappazismus, Rhotazismus, Lambdazismus usw. befassen. Dabei betont Merkel schon vor reichlich hundert Jahren, dass durch diese „sprachärztlichen Myotomien oder Glossotomien" die Störung selbst nicht beseitigt wird und eine Übungstherapie anzuschließen sei (Arnold[2]).

Eduard Schmalz[3] gab zur gleichen Zeit für den „Parasigmatismus" und seine Behandlung neben Berichtigung des Gebisses, Ersetzen fehlender Zähne, Anfertigung künstlicher Gaumen, die Lösung des Zungenbändchens und Geschwulstentfernung an. Mit Erklärung der richtigen Artikulationsstellung, mit Vormachen und Aufzeigen des Fehlers unter Zuhilfenahme des Spiegels, sollte dann vom Einzellaut zu Silben und Sätzen übergegangen werden[*].

---

[*] s. a. die Ausführungen über Schmalz bei I. Weithase[4].

Adolf Kussmaul[5] hat sich in seinen weite Gebiete der Gesamtmedizin umfassenden Untersuchungen auch mit der gestörten Sprache befasst. Die Heilung der Sigmatismen, soweit sie auf defekte Zähne zurückgehen, ist ihm Angelegenheit des Zahnarztes. In weiteren Angaben bezieht sich Kussmaul im Wesentlichen auf Raphael Coën[6] und seine didakto-gymnastische Therapie des funktionellen Lispelns. Das mechanische Lispeln soll durch dem Arzt geläufige chirurgische und plastische Eingriffe dem jeweiligen Fall entsprechend behoben werden. Er meint besonders Zahnregulierungen, die bei unvollkommener Zahnbildung oder bei abnormer Lage der unteren Incisivi nötig werden und vertritt eine Behebung der Störung bereits durch die „rationelle Zahnplastik". Für das funktionelle Lispeln stellt Coën die Häufigkeit des Befalls der einzelnen Laute in folgender Reihe dar: Stimmloses S, stimmhaftes S, Z [ts], französisch J [ʒ] und Sch [ʃ]. Das „scharfe S" wird am meisten, das Sch [ʃ] am wenigsten „affiziert" angetroffen. Entsprechend werden für die Laute spezielle Behandlungstexte angeführt.

Die richtige Lage der Zunge muss gezeigt und einige Tage eingeübt werden, wobei das laterale Lispeln viel Geduld erfordert.

Die [ʃ]-Ableitung geschieht aus Ch [ç] und S. Beide Laute werden im Wechsel gesprochen. Die Lippen befinden sich in U-Stellung. Durch Vergrößerung des Sprechtempos erfolgt die Einschleifung in Sch [ʃ].

Coën legt auf Hebung der Intelligenz und Energie besonderen Wert. Der erste Teil der Behandlung muss mehr psychotherapeutischer Art sein. Damit ist ein Wesentliches aufgezeigt, das wohl in der Wissenschaft vorhanden, in der Behandlung peripherer Sprachstörungen aber nicht vertreten war, die psychische Bezogenheit der Sigmatismen oder des Stammelns schlechthin, die damit nicht allein mechanisch, sondern in einem Umerziehungsprozess behandelt werden müssen. Coën sieht die Lage des Patienten, seine seelischen Störungen und Depressionen, die Verbindung und Einheit von Sprechen und Denken und damit die Notwendigkeit der Beeinflussung des ganzen Menschen. Im Verlauf der Behandlung verlangt er systematische Rede- und Leseübungen.

Gutzmann[7] (bereits Albert Gutzmann) führt ein anderes Moment in die Therapie ein, die Verwendung der Sonde. Mit diesen einfachen oder komplizierten Nickelindrähten wird die Zunge in die richtige Lage gebracht. Sigmatismus lateralis entwickelt er zum interdentalis, um dann die Sondenbehandlung einzusetzen. Sch [ʃ] wird mit spezieller Sonde berichtigt. Mit dem Ring dieser Sonde wird die Zungenspitze gefasst und während der S-Artikulation zurückgeschoben. Beim Sigmatismus nasalis ist primär mit Zuhalten der Nase, sekundär mit Einstellen der Zunge hinter die unteren Schneidezähne vorzugehen.

Gutzmann[8] (jun.) hebt die Erlernung eines völlig neuen Lautes hervor. Kindern ist zu sagen, sie sollen kein S bilden. Er verwendet für die Lautphysiologie Zeichnungen und verbietet im Anfang häusliches Üben. Gleitet die Zunge im Augenblick der S-Artikulation wieder in die falsche Lage, so sind Sonden anzuwenden, auf die aber nur ein Blasen oder Pfeifen verlangt werden soll. Als Kriterium für den Abschluss gilt, wenn auf das (bisher streng vermiedene) Vorsprechen seltener oder fremdsprachiger S-Verbindungen der falsche Laut nicht wieder erscheint. Die Assoziation zwischen richtigem Hörbild und falscher Lautbildung ist zerstört und durch die normale ersetzt. Die Behandlung bedeutet angewandte Lautphysiologie.

Neuerdings (seit 1949) erfolgt die Beeinflussung u. a. der Sigmatismen mit Glutaminsäure, wodurch sich eine Steigerung der „gesamten intellektuellen Leistung" auch in Richtung auf die Konzentration und Aufnahmefähigkeit bei den Sprechübungen ergibt.

Auf die Sondenhilfen verzichtet Albert Liebmann[9] ganz. Er geht vom Zahnreihenschluss aus. Der Unterkiefer ist fixiert. Die zunächst zu fest angesetzte Zunge lässt sich mit oszillierenden Bewegungen (passiv!) des Kiefers leicht lösen. Der so erzeugte S-Laut wird bald in Wortübungen eingefügt. Liebmann wendet sich gegen die Silbenübungen von Coën und Gutzmann. Er spricht vor und lässt nachsprechen, wobei das S im Anfang isoliert gesprochen wird. Sch [ʃ] entsteht durch rüsselförmiges Lippenstülpen und leichtes Nachhintenrollen der Zungenspitze bei genäherten Zahnreihen. Für den Sigmatismus lateralis lässt der Autor bei dorsaler Zungenstellung und Kopfbiss die Backenhaut fest an die seitlichen Zahnbögen pressen. Dies hält Liebmann für günstiger als den Umweg Gutzmanns über die Erzeugung des Sigmatismus interdentalis. Übungen im freien Sprechen sind wichtig, sie sind allein Prüfungsmaßstab für die Beherrschung des S-Lautes.

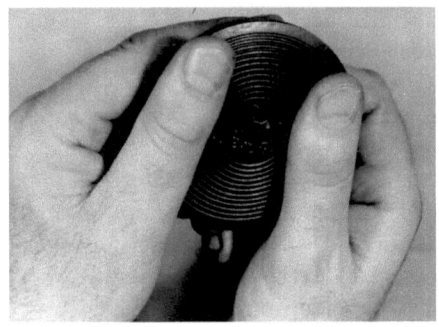

Abb. 1

Emil Fröschels[10] fügt den Behandlungsmethoden die Stentsplatte hinzu. Eine dieser aus der zahnärztlichen Praxis bekannten Platten wird in vier Sektoren gebrochen und einer der Sektoren in heißem Wasser erweicht (Abb. 1 und 2).

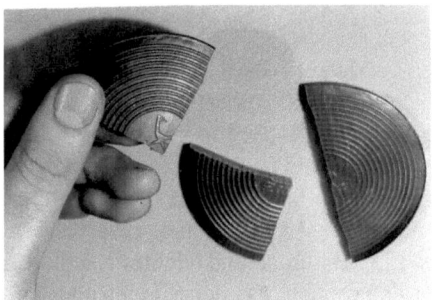

Abb.2

Durch Einlegen in den Mund des Patienten und Aufbeißenlassen entsteht ein Abdruck (Abb.3), in dem zwischen den vorderen Schneidezähnen nun mit einer Schere und zur Feinkorrektur mit einer Feile ein Einschnitt angebracht wird (Abb. 4).

Nach Härten in kaltem Wasser kann diese Platte wieder eingesetzt werden (Abb. 5 und 6).

Eine sofortige einwandfreie S-Bildung wird möglich. Fröschels erachtet die wesentlichen physiologischen Voraussetzungen als gegeben, flache Zungenlage*,

---

* Fröschels meint wahrscheinlich Vorbereitung der dorsalen S-Einstellung oder Entspannung der Zunge in der normalen Grundstellung.

Zunge hinter den Schneidezähnen, ungepresstes Anlegen, Verschluss von Zahnlücken und Zahnbögen, Luftaustritt in der Mitte. Wichtig ist ihm die Arbeitsmöglichkeit auch ohne Lehrer und die Gewöhnung des Ohres an den richtigen Laut. Nur in zwei Fällen ergab sich eine Reaktion mit Sigmatismus nasalis, was er für diesen Fehler ätiologisch deutet.

Sch [ʃ] lässt Fröschels auch passiv mit einem besonderen Zungenhalter ableiten, während er sonst auf Liebmann zurückgeht.

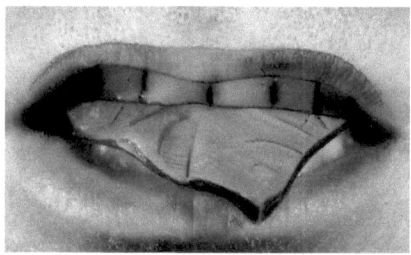

Abb. 3

Bei Sigmatismus nasalis empfiehlt er eine Ableitungsmethode vom F aus. Während ein langgezogenes F gesprochen wird, sind dem Patienten die Lippen voneinander und von den Zähnen abzuhalten. Der Luftaustritt geschieht zwischen den Vorderzähnen. Bei einer Verwendbarkeit für alle Sigmatismen wird damit dem Allgemeinpraktiker eine Universalmethode an die Hand gegeben. Fröschels geht in der Entwicklung vom stimmlosen S aus, verbindet aber anlautendes S mit nachfolgendem Vokal oder lässt ein hochsprachlich gleichfalls stimmhaftes S zwischen Vokalen stimmlos artikulieren. Er verweist im Übrigen mit dem Prädikat „Ausgezeichnet" auf das Übungsmaterial Liebmanns.

Theodor S. Flatau[11] berichtet über eine zur Stentsplatte von Fröschels parallele Herstellung seines Sigmatismuszaunes, einer kleinen Hilfsprothese, die sich besonders bei Kindern mit Zahn- und Bissanomalien bewährt hat. Die Prothese schließt die Lücken und gibt durch ein mit einer Sonde eingefügtes Loch die Möglichkeit der zentrierten S-Bildung. Flatau verweist daneben auf die Vorzüge der Stentsplatte von Fröschels, bei der die Lage der Zunge fixiert ist. An die F-Ableitungsmethode von Fröschels schließt er die Ableitung des S vom bilabialen W an. Bei einer süddeutschen Patientin wurde ein gutes stimmhaftes S erreicht.

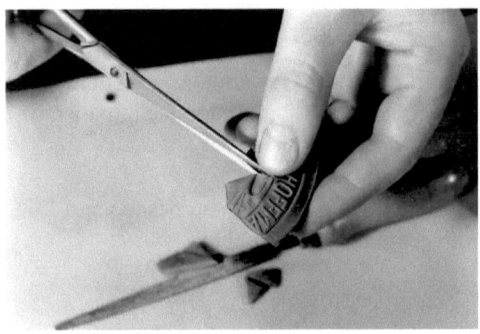

Abb. 4

Für die reine Übungsbehandlung kann von bestimmten Vorübungen (Zungenturnen im Spiegel und Blaseübungen), die Rillenbildung, richtige Kiefereinstellung und Lagerung der Zungenspitze erreichen sollen, ausgegangen werden. Sonden finden ebenfalls Verwendung, u. a. eine spezielle in fester Bügelform, die in einem Scherengriff gehalten wird und auch dem Übenden in die Hand gegeben werden kann. Im Allgemeinen werden sie von Fall zu Fall zurechtgebogen. Wesentlich weist Flatau auf die Berücksichtigung aller für die Erfassung der Persönlichkeit (der Umgebung, der schulischen, familiären und sozialen Gegebenheiten) wichtigen Faktoren hin. Eine Abkehr von der „Nur-Übungstherapie" erscheint angestrebt. Flatau sagt auch von der Behandlung des Stotterns: Jedes Zusammenleben mit dem Patienten ist eine besondere „Psychotherapie" – oder sollte es wenigstens sein.

Leopold Stein[12] baut seine Behandlung der Sigmatismen auf der Gegensatzreaktion auf. Drückt man, wie auch Liebmann angegeben hat, den Mundboden nach oben, so setzt der Patient aktiven Gegendruck ein, die Zungenmitte folgt und die richtige Einstellung für das S ist erreicht. Diese Theorie lässt die Beeinflussung durch Sonden zweifelhaft erscheinen, entsprechend hebt der Patient die Zunge in der Mitte.

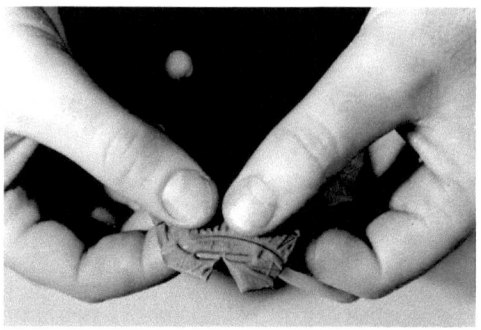

Abb. 5

Bei Willensschwäche muss das Streben nach Widersetzlichkeit geweckt werden. Stein empfiehlt ferner, von der Ruhestellung, der Grundstellung der Zunge, auszugehen und einfach bei geschlossenen Kiefern und etwas breitgezogenen Lippen durchblasen zu lassen. Keinesfalls ist vorzusprechen. Der akustische Eindruck des normalen vorgesprochenen S ist eng mit der Fehlleistung des Patienten assoziiert. Kinder können die Zentrierung des Lautes mit meist als Spiel aufgefasstem Blasen in ein Röhrchen erreichen. Das stimmhafte S ergibt sich aus dem Singen des stimmlosen S, wobei der Autor als Beispiel zunächst F durch Singen in W [v] überführt. Für Sch [ʃ] wird von Suggestivvorstellungen ausgegangen, Stein lässt das Ausströmen des Dampfes einer Lokomotive nachahmen. Er erwähnt eventuelle Hörübungen, um den nun isoliert richtig gebildeten Zischlaut von dem falschen Lauterinnerungsbild zu differenzieren. Ein spezielles Übungsmaterial, von seiner Assistentin Renate Corvin bearbeitet, schließt an. Stein beginnt mit dem stimmhaften S, sagt aber kurz darauf, dass man oft mit Vokal und anschließendem stimmlosen S einsetzen wird, „weil der Übergang vom Stimmton zum stimmlosen S für den Ungeübten leichter ist als der Übergang vom stimmlosen S zum Stimmton". Kinder müssen spielend arbeiten (Holzsägen: S-hu, s-ho mit Tonhöhenvarianten usw.). Psychologisch wichtig wird der Rat gegeben, die Gesamtpersönlichkeit zu berücksichtigen, um erzieherisch wirken zu können. Die Übungen dürfen nicht langweilen. Sie müssen unter lust- und willensbetonter Mitarbeit bis zum Spontansprechen führen.

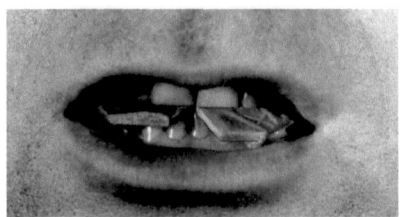

Abb. 6

Auch Nadoleczny[13] verzichtet auf jegliches Vorsprechen. Das Hörbild des Sigmatikers ist mit der falschen Zungenstellung assoziativ verknüpft. Als oberstes Gesetz gilt: Es soll ein ganz neuer Laut gebildet werden, nicht aber ein falscher verbessert werden. Nadoleczny empfiehlt, vom Pfeifen, vom F oder „sogar" vom vorderen Ch [ç] auszugehen. Eine Erleichterung verspricht er sich von der Anwendung der Gutzmannschen Sonden, auf die mit der Zungenspitze geblasen, „gepfiffen" wird. Die Behandlung ist abgeschlossen, wenn der alte, falsche Laut wirklich als falsch erkannt wird. Die Zwecklosigkeit und Gefährlichkeit der Lösung des Zungenbändchens, die Schleißner bewiesen hat, wird besonders erwähnt* – s. a. die Ausführungen von A. Cornelius Celsus vor nahezu 2000 Jahren (zitiert u. a. bei Arnold[14]) – weil Felix Franke[15] in Dieffenbach-Merkelsche Methoden im Jahre 1924 (Nadoleczny[16]: Nicht 1824!) einen Exkurs unternahm und einen normalen Sigmatismus interdentalis, da „die Zunge tatsächlich etwas zu lang gestaltet" war, operativ behandelte:

> „Ich habe... einem jungen Mädchen, das ich wegen anderer Krankheit... behandelte und das außerordentlich stark ‚anstieß' (!), wobei die Zunge weit zwischen den Zähnen hervortrat, den Vorschlag der operativen Verkürzung der Zunge gemacht. Es ging erst nach vielem Zureden und langem Zaudern (!) auf ihn ein. Die Operation geschah natürlich in Lokalanästhesie nach Vorziehen der Zunge mittels zweier durch sie gelegter Haltefäden. Ich entfernte mit einem queren Bogenschnitt ein Stück von über 1 cm von der Zungenspitze, die nach der Naht nun die gleiche Form zeigte wie vor ihr. Die Heilung erfolgte glatt. Schon 8 Tage nach der Operation war die Sprache ziemlich gut, nach 2 Wochen ganz normal, das Lispeln war ganz verschwunden... Wie eine Durchsicht der Literatur ergab,... ist das von mir vorgeschlagene Verfahren bisher weder vorgeschlagen noch ausgeübt worden."

---

*   1951 wurde dem Verfasser ein neunjähriger Junge vorgestellt, dem auf Anraten des Hausarztes das Zungenbändchen gelöst werden sollte, weil die Zunge zur Sprachlautbildung nicht genügend beweglich sei. Mit dem Kind ließ sich innerhalb weniger Minuten eine einwandfreie isolierte S-Bildung erzielen. Der operative Eingriff ist wahrscheinlich dennoch erfolgt.

Fröschels[17] entgegnete scharf, weil eine logopädische Behandlung überhaupt nicht versucht wurde.

Franke bekennt sich in seiner Antwort grundsätzlich zur operativen Technik, ja er wünscht und hofft,

> „dass die Kollegen auch in den leichteren aber immerhin auffallenden Fällen des Lispelns, in denen die logopädische Behandlung aus diesem oder jenem Grunde nicht durchführbar ist, die operative Behandlung empfehlen. Sie werden nur Dank von ihren Klienten ernten."

Erfreulicherweise ist man Felix Franke nicht in ein vergangenes Jahrhundert gefolgt*. Seine Operation war unter anderem in den 15 Vorschlägen Merkels bereits enthalten.

Friedrich Gumpertz[18] steht zum funktionellen Ursprung des Stammelns und zur Übungstherapie. Die Sigmatismen haben das Charakteristikum, von dem Patienten nicht mit dem Ohr erkannt zu werden. Er schlägt folgende Wege vor (wobei nur die noch nicht genannten angegeben werden): Bei Sigmatismus interdentalis oder addentalis Zischen bei geschlossenen Zahnreihen oder Abwärtsziehen der Unterlippe beim Sprechen des Lautes. Beim lateralis empfiehlt er mit Stern, vom wiederholt gesprochenen T in das Zischen überzugehen. Ch [ç] wird aus K oder S, J über hia, hio erreicht. Zur Behandlung (des Stammelns) gehören zwei Dinge: „Große Geduld und eine gewisse pädagogische Begabung".

Für R. Imhofer[19] besteht die Therapie in dem mechanischen Ersetzen der Fehlleistung durch ein physiologisches S, das mit Hilfe des motorischen und akustischen Erinnerungsbildes die Störung verdrängt. Er berichtet von einer sehr günstig verlaufenen Behandlung und hält ein rein psychisches Moment für wichtig, weil die Einübung einer neuen Koordination in so kurzer Zeit kaum möglich wäre.

Otto Grebe[20] weist neue Wege durch hypnotische Beeinflussung. Er bezieht sich auf das Stammeln funktioneller Art im Allgemeinen. Die Hypnose bewirkt eine physiologische Normallagerung der Sprechmuskulatur und beschleunigt den Übungserfolg. Nur Gutzmann äußert mit Hirschlaff und Steiner Bedenken (Grebe). Liebmann hält die Anwendung der Hypnose nicht für erforderlich.

---

* 1954 wurde in einer fachlichen Besprechung des Rundfunks die Meinung geäußert, dass bei „Lispeln" wohl von der Zunge ein Stück abgeschnitten werden müsse (!).

Hermann Owerts[21] zahnärztliche Spezialprothesen lehnt Stein[22] (u. a. Fröschels[23], Nadoleczny[23], Brode[24], Wagener[23]) als nicht des Beschreibens wert ab. Sie sind in ihrer Monstrosität keineswegs physiologisch und bedeuten für den Patienten eine Quälerei. Sie sollen auch außerhalb der Übungszeit getragen werden. Bei der Übungstherapie ist der Patient „auf sein Wollen angewiesen, bei der Unterstützung derselben durch meine (Owerts) Hilfsmittel auf das Müssen".

Ferdinand Winkler[25] führt aus, dass sich beim Rückversetzen einer hypnotisierten Person in frühere Lebensalter manchmal Stammeln beobachten lässt. Es handelt sich dabei um ein suggestiv erzeugtes Unvermögen, die entsprechenden Laute zu bilden. Die Schulung des Sprachantriebs (Nadoleczny) im Sinne einer psychischen Einwirkung zur Beseitigung von Hemmungen ist zur Heilung wesentlich und muss in die Bekämpfung dieser Dyslalie eingeschaltet werden.

Hermann Josef Wagener[26] wünscht eine enge Zusammenarbeit zwischen Zahnarzt und Spracharzt. Zuerst sollen die normalen Bissverhältnisse, soweit möglich, hergestellt und Lücken durch sprechfunktionell einwandfreie Prothesen geschlossen werden, um die Voraussetzungen für die Übungstherapie zu geben.

J. H. van Thal[27] lässt durch einen Strohhalm blasen, der von der Zunge umfasst und von den Lippen gehalten wird. Das Kind – van Thal denkt besonders an seine Behandlung – hat keine Furcht vor unbekannten Apparaten zu überwinden.
Die Übung läuft als angenehmes Spiel ohne falsche Muskelspannungen ab. Das Material ist leicht zu beschaffen.

G. Lasch[28] fand, dass fremde Sprachen, je mehr das Verständnis des Wortsinnes nachlässt, um so mehr literal gelesen werden. So wurde der S-Laut, der in der deutschen Sprache spontan noch nicht eingebaut werden konnte, in bekannten Fremdsprachen mit weniger, in unbekannten ohne Fehlleistungen gesprochen. Therapeutische Hinweise werden nicht angeschlossen.

Renate Corvin-Krupski[29] lässt den S-Laut langsam ansetzen und gedehnt sprechen. Bei Hyperkinesen soll am besten mit T begonnen werden. Im Übrigen sei auf Stein und das dort angeführte Übungsmaterial verwiesen.

Herbert Knobel[30] schließt sich Wagener an. Er verlangt bei schweren Zahnstellungsanomalien Unterstützung der Übungstherapie durch den Zahnarzt. Die Platten oder Prothesen dürfen nicht als störend empfunden werden und bei der Lautbildung nicht hindern. Am hochwertigsten sind Kronen- und Brückenarbeiten, die den physiologischen Verhältnissen der Mundhöhle am meisten entsprechen.

Herbert Weinert[31] hat eine große Zahl von Hilfsmitteln zur S-Bildung zusammengestellt, von denen einige hier folgen sollen:

Beim Pfeifen in mittleren bis höheren Tonlagen steht die Zunge etwa in S-Stellung. Werden die Zähne geschlossen und die Lippen breitgezogen, bildet sich beim Weiterblasen ein brauchbares S.

Saugt man Milch oder irgendeine andere Trinkflüssigkeit durch einen Strohhalm oder durch ein Röhrchen ein und bläst dann mit derselben Zungenstellung aus, so erhält man den S-Laut (E. P. Seidenfaden).

Stehen die Zahnreihen zu fest auf- oder übereinander, lässt man sie mit Fingernagel, Spatel oder Holzstäbchen durch Dazwischenschieben oder Aufbeißen offen halten (Hill, Nickel). Auch das hintere Ende eines Streichholzes ist hierzu brauchbar (Lambeck).

Auch vom N kann ausgegangen werden. Die Zungenränder bleiben an den Molarenreihen, während die Zungenspitze sich senkt und vom „Brummen" auf Blasen – unter Umständen mit Zuhalten der Nase – umgestellt wird (Nickel).

Bestreicht man die Berührungsstellen von Zunge und Zähnen mit Sonde oder Stäbchen, nassen Wattebäuschchen usw., so ergibt sich beim Blasen gewöhnlich ein gutes S (Kerner, ähnlich auch bei Kramer[32]).

Bei allen Übungen ist es wichtig, dass zuerst im Anschluss an Vokale mit kleinem Kieferwinkel eingesetzt wird, die keine Kieferbewegungen brauchen (Baldrian).

Der Übergang zum Wortsprechen wird erleichtert durch die Flüstersprache (Peschl)*.

Weinert empfiehlt ferner Reihen wie

f–s–f–s ... f–s–ch–f–s–ch–f–s–ch...
s–ch–s–ch... s–ch–sch...
s–sch–s–sch... Wechsel zwischen stimmhaftem und stimmlosem S, um akustisch und kinästhetisch grundlegend zu üben.
w–s–w–s...

1938 fasst Desider Weiß[33] die Erfahrungen der Wiener Schule bei der Behandlung von Sigmatismen zusammen. Prinzipiell handelt es sich nicht um die Korrektur eines falschen, sondern das Ersetzen durch den richtigen Laut. Jede instrumentelle Hilfe soll nach Möglichkeit vermieden werden. Stentsplatte und Holzspatel fin-

---

* Von der Flüstersprache ist abzuraten, wenn als Koppelung bereits eine Stimmschwäche besteht, die durch das fast immer laryngeale Flüstern noch verstärkt würde.

den nur in besonders hartnäckigen Fällen Verwendung. Zur Rinnenbildung in der Zunge werden als Vorübungen u. a. das Falten der herausgestreckten Zunge etwa in der Mitte genannt. Man arbeitet mit suggestiven Vorstellungen, mit „Blasen" und nennt den Laut erst, wenn die Physiologie richtig eingespielt ist.

Weiß bezeichnet diese Vorgangsweise als eine rein psychologische gegenüber vielen mechanischen Arten, als aktive im Gegensatz zu den passiven Therapien. Deshalb will er auch das passive Schließen der Zahnreihen vermieden wissen. Genau so wie Fröschels wirkt auch er psychisch auf den Patienten ein.

Weiß zitiert, dass im Anfang Fröschels beim Erreichen der ersten richtigen Lautbildung mit der Behandlung für eine halbe Stunde aussetzt, um die Erinnerung an diese Bildung nicht zu verwischen und damit der letzte gebildete Laut richtig war.

Der Einwand, dass bei der eingehend erläuterten F-S-Methode das Breitziehen der Lippen passiv sei, wird widerlegt, weil nicht die Zungenfunktion, auf die es allein ankommt, passiv beeinflusst wird, sondern lediglich die Tätigkeit der Lippen. Weitere Suggestivvorstellungen wie: „schärfer, dünner blasen" oder für Kinder: „das S mit der Zungenspitze zusammendrücken" folgen.

Der Gesamtgang der Behandlung wird in zwölf Punkten gegeben:

1. F-Artikulation, 2. dabei Wegschieben der Lippen, 3. der Patient schiebt seine Lippen selbst weg, 4. Blasen zwischen den Zähnen mit gespreizten Lippen, 5. Blasen mit angefügtem T, 6. Blasen mit angefügtem TA, TE usw., 7. A-Blasen-TA, E-Blasen-TE usw., 8. S wird nunmehr als solches bezeichnet, Übungen: ASTA, ESTE usw., bis der Laut einwandfrei ist, 9. S isoliert, 10. A-S, E-S usw., 11. S-A, S-E usw. oder, wenn noch unmöglich, S-hA, S-hE usw. rasch und oft, 12. S in Wortverbindungen.

Zur apikalen S-Bildung verwendet Fröschels den Holzspatel. Er lässt den vorderen Teil der Zunge auf den Spatel legen und lenkt damit die Zunge nach oben. Dann schließen entsprechende Übungen an.

Überschärfe des S macht Weiß durch stark zurückgenommenes Flüstern bewusst. Die gleiche Technik empfiehlt er bei gegensätzlicher, zu verwaschener Artikulation[*].

---

[*] Diese Therapiehilfe geht nach seinen Angaben auf ein Schauspielerseminar (1905) zurück, die Anwendung in der Wiener Schule auf Thomann, der Flüstern in der Behandlung der Hyperrhinolalien anwandte.

Bei Sigmatismus addentalis (multilokulärem S) wird gelegentlich mit dem Nachhinten-Neigen des Kopfes ein rascher Erfolg erreicht.

Sch [ʃ] entsteht durch Zurückschieben der Zunge u. a. mit einem Spatel. Die richtige Weite wird auf dem Spatel markiert. Weiß lässt den Laut ohne Stülpung üben und ergänzt das Lippenvorstülpen erst bei bereits eingespielter Lautphysiologie*.

Sveinn Bergsveinsson[34] leitet die Sigmatismen vor allem von falscher Kieferstellung her. Seine Behandlung stützt sich auf die Richtigstellung des Kiefers. Deshalb lässt er die Patienten auf die äußersten Zungenränder beißen und schafft damit ein einfaches und immer gegenwärtiges Mittel der Behandlung. Die Zungenränder gewöhnen sich nach seinen Angaben bei anfänglicher Vorsicht auch an eine energische Behandlung dieser Art.

Theodora Hoffmann[35] verbindet für Kinder die Lautbildungen mit Suggestivbewegungen. Sie lässt z. B. äs-äs-äs im Gleichtakt aussprechen bei Sigmatismus interdentalis und dabei die geöffnete Hand zur Faust ballen. Das Ä liegt in der offenen Hand, das S dagegen (hinter den Zahnreihen) in der Faust. Je genauer Zahn- und Faustverschluss im gleichen Augenblick zusammenfallend geübt werden, um so mehr wird der Reflex der Hand-Fingermuskeln im Kiefer spürbar. Ähnliche gleich- bzw. nebeneinanderlaufende Bewegungen lassen sich auch für andere Laute finden und damit die spielenden und lustbetonten Bewegungsübungen zum Sprechenlernen immer mehr erweitern.

Leo Barczinski[36] schlägt bei Sigmatismus interdentalis mit extrem offenem Biss eine geringe Aufwärtsbewegung der Unterlippe als Hilfsmittel vor, ohne dass es aber zu einem Anlegen an die oberen Schneidezähne kommt.

Das von Barraud-Nager-Rüedi-Schlittler-Taillens herausgegebene Lehrbuch der Hals-Nasen-Ohren- und Mundkrankheiten will über die mit der Erkenntnis der Lautphysiologie ermöglichte richtige Organstellung auf dem Weg über „das Gehör, das Auge und den Tastsinn" die normalen S-Laute erwerben. Dabei darf nicht übersehen werden, „dass neben den lautlichen Übungen fast immer noch allgemein erzieherische Maßnahmen notwendig sind". Zur Behandlung gehört „viel Zeit und Geduld"[36a].

---

*   Seine Ansicht, dass das Stülpen eine extreme Lippenbewegung darstellt, von der aus die normalen Artikulationen schlecht oder schwierig erreicht werden, ist nach unseren Therapien und der Tendenz einer Ausformung des Sprachlautes auch und besonders im Lippenbereich nicht mehr haltbar.

A. Rösler[37] (s. a. Kramer[38]) gibt Hinweise für die Behandlung von Kindern (in Sprachheilklassen), auf die besonders wegen der kindertümlichen Vorübungen verwiesen sei.
Einige Beispiele:

> Zungenränder so weit heben, dass die Zunge eine geschlossene Rolle bildet (Rollmops!), die rund zusammengelegte Zunge schaut zwischen den Lippen etwas heraus. – Durch die gerollte Zunge tief ein- und ausatmen, blasen! Man kann auch den Finger in die Zunge einwickeln.
> Bei weit geöffnetem Mund Zungenspitze abwechselnd hinter die Ober- und Unterzähne nach der Aufforderung: Oben – unten! Die Übung geschieht vor dem Spiegel. Es entstehen T – S – Z [ts].
> Die Zunge wird abwechselnd herausgestreckt und dann hinter die Unterzähne gelegt. Dort bleibt sie liegen, die Zähne klappen zu (machen Zaun), dann wird geblasen: SSSS.
> Für stimmhaftes S: Wie der Wind machen, usw.

Irmgard Weithase[39] geht in der Therapie vom stimmhaften S aus, weil beim stimmlosen S wegen seiner größeren Spannung die Lispelfehler stärker auftreten. Bei Zahnstellungsfehlern muss der Zahnarzt eingreifen. Das schließt jedoch die Übungstherapie nicht aus. Eine S-Bildung mit Zunge am Zahnfleisch hinter den oberen Schneidezähnen (apikales S) bleibt als Hilfe für die Fälle, bei denen die in der Zahnanomalie, besonders bei Lückenstellung oder offenem Biss, liegende Fehlerquelle nicht beseitigt werden kann. Auf die Berücksichtigung der psychischen Faktoren in der Behandlung der Sigmatismen wird hingewiesen.

Gottfried E. Arnold[40] legt als Grundregel das Erlernen eines neuen Lautes fest. Man darf nie vorsprechen. Von dem Zeigen der richtigen Zungenstellung über die genannten Ableitungsmethoden geht die Einübung des neuen Lautes bis zum Einbau in das Spontansprechen. Aus dem Sch [ʃ] lässt sich ein normales S, aus dem guten S umgekehrt ein Sch [ʃ] entwickeln, aus dem Ich-Laut [ç] durch Vorschieben der Zunge über das Sch [ʃ] das S. Der Ich-Laut entsteht durch schnelles Sprechen von Ihi-Ihi- ..., dann trennt man: I-ch, I-ch.

Maximilian Führing und Otto Lettmayer[41] kommt es auf die Richtigstellung der Zungenlage an. Das kann passiv oder aktiv geschehen. Die modernen Bestrebungen verzichten auf Hilfsmittel instrumenteller Art und versuchen, den gestörten Laut aus einem benachbarten richtigen abzuleiten.

Alexander Kube[41a] fordert ebenfalls Ableitungsmethoden im Anschluss an eine Verbesserung der „allgemeinen sprechtechnischen Grundlagen". Er nutzt eine

„große natürliche Mundöffnung bei den Vokalen ä, e und i zur zwanglosen Herbeiführung einer Zungenkontraktion", um über eine Ertüchtigung der Zunge unter natürlichem Zubiss zur Ausbildung des S-Lautes vorzugehen. Wesentlich wird betont, dass es nicht um die Übungen geht, sondern um die Art ihrer Verwirklichung. „Die fröhliche, aber konzentrierte Arbeit reißt den Sprachgestörten mit", während alle durch „Monotonie" ausgelösten Hemmungszustände den gewünschten Erfolg zunichte machen. „Das Erfolgserlebnis und das Lob des Therapeuten geben dem Sprachgestörten Selbstvertrauen und stärken seine Zuversicht".

2.2 Einordnung der Therapien

Überblicken wir die angeführten Behandlungen, so lassen sich zwei Gruppen auseinander halten, passive und aktive (Führing-Lettmayer[42]).

Josefine Kramer[43] versucht noch weiter zu differenzieren durch eine Aufteilung innerhalb der mit mechanischen Hilfsmitteln arbeitenden passiven Methoden in Hilfen mit Handgriffen, Sonden und Stents.
Die operative Technik wird nicht erwähnt, ebenso lässt sich in beiden Schemata die psychologische Therapie nicht einordnen.

Vielleicht kann folgende Einteilung vertreten werden: Passive, aktive und kombiniert-psychologische Methode.

2.2.1 Die passive Methode

2.2.1.1 Operative Hilfsmittel:

15 Operationen im Gefolge Dieffenbachs (Merkel)
Lösung des Zungenbändchens (Schmalz u. a. bis zur Gegenwart)
Verkürzung der Zungenspitze (1924! Franke)

2.2.1.2 Medikamentöse Einwirkung:

Glutaminsäure (Gutzmann, H., jun.)

2.2.1.3 Sonden:

Drähte, Federkiele als Vorläufer der Sonden (Treitel, Jäger, Riecke – vergleiche Weinert[44])
Holzstäbchen (A. Hoffmann[45])
Spatel (Baldrian[46], Fröschels u. a.)
Verschieden geformte Sonden, die die Zunge in die richtige Lage leiten sollen (Gutzmann, A., Gutzmann, H., sen. und jun., Flatau, ähnlich Hill[47], Nickel[47], Kerner[47], Kramer[48], Neumann[49], Frenzel[50], Freud[51], Baldrian, Bodenhausen-Satory[51a], Loebell, Berendes u. a.)

2.2.1.4 Platten:

Platten, die durch ihre Formung die Zunge in der für das S erforderlichen Stellung halten oder die Rillenbildung bzw. die Zentrierung des Lautes bewirken (Fröschels, Flatau, Owert, Kramer[52], Stern[52], Grünig[52] u. a.)
Josefine Kramer ergänzt die Stentsplatte von Fröschels durch Sondenhilfe, durch Einführen eines 2 mm starken, stumpfen Nickelstäbchens (passiv!), um die Rillenbildung hervorzubringen
Vorläufer der Plattenmethode: Hölzchen, das quer und flach im Munde liegt hinter den Incisivi (Weißweiler, vgl. Weinert[53])

2.2.1.5 Handgriffe:

Gegensatzreaktion durch Druck auf den Mundboden (Stein), Andrücken der Backenhaut bei Sigmatismus lateralis und Ausführen oszillierender Bewegungen mit dem Unterkiefer, um die eventuell zu fest angepresste Zungenspitze zu lösen (Liebmann)
Zuhalten der Nase bei Sigmatismus nasalis (Gutzmann, Fröschels u. a.)

2.2.1.6 Passiv-aktive Hilfen:

Leichtes Neigen des Kopfes nach hinten bei Sigmatismus addentalis (Fröschels, Weiß)
Pfeifen in mittleren bis höheren Tonlagen (Weinert)
Mund in übertriebene Pfeifstellung bringen und Wangenmuskulatur nach innen saugen, besonders bei Sigmatismus lateralis zur Zungenkorrektur (Stern[54])

Aufbeißen der Molaren auf die Zungenränder (Bergsveinsson)
Geringe Aufwärtsbewegung der Unterlippe bei Sigmatismus interdentalis und extrem offenem Biss (Barczinski)
Abdecken der Zahnlücken, wenn orthodontische Maßnahmen klinisch oder aus anderen Gründen nicht möglich sind, mit den Lippen (Schilling, Herold [55])
Abdeckung von Zahnstellungsanomalien durch Ansetzen der Zunge am Zahnfleisch hinter den oberen Schneidezähnen (Weithase)
Behandlung des Sigmatismus lateralis durch Erzeugung eines Sigmatismus interdentalis, der später abgebaut wird (Gutzmann, Freunthaler[56] u. a.)

In weiterem Sinne:

Pfeifen mit Lippenbreitzug in Hohlschlüssel (Loebell),
in Hohlschlüssel oder Röhrchen bei Sigmatismus nasalis (Stein),
Flüssigkeit einsaugen und in gleicher Stellung ausblasen (Seidenfaden)
Suggestive Mitbewegungen der Hand (Theodora Hoffmann)
Blasen durch von der Zunge umfassten und mit den Lippen gehaltenen Strohhalm (van Thal)
Übung vor der Flamme unter Druck (S-Flamme) oder vor Flamme, die unter Drahtgaze angezündet ist (Wethlo[57], Lindner[58])
Übungen in Hypnose (Grebe).

2.2.2 Die aktive Methode

Die aktive (Gutzmann) oder phonetische Methode (Branco van Dantzig) wird terminologisch von Führing-Lettmayer[59] durch Ableitungsmethode ersetzt, da es sich in der Praxis um die Ableitung des S aus einem benachbarten richtigen Laut handelt.

2.2.2.1 Die Ch [ç]-S-Methode (Ich-Is-Methode):

Zwischen dem dorsalen S und dem Ich-Laut besteht eine gewisse Ähnlichkeit der Zungenlage. Gutzmann[60] entwickelt das vordere Ch [ç] aus dem dorsalen S durch Zurückschieben der Zunge, Thomann lässt ein gepresstes Ch sprechen (etwa JCH) und veranlasst zunächst bei offenem Munde das Vorschieben der Zunge gegen die unteren Schneidezähne (Führing-Lettmayer[61]). In Einzelfällen empfiehlt Gutzmann[62] auch für den lateralis vom CH [ç] auszugehen, falls der Laut nicht gestört ist. J. Kramer[63] nennt Erfolge bei den Behandlungen Reinkes und Peschls. Peschl ließ den Ich-Laut stark behauchen und zur Vermeidung der I-Betonung stimmlos sprechen. Kramer bezweifelt die Brauchbarkeit dieser Ableitungsmethode wegen der häufigen Störung des Ch [ç].

Der Verfasser[64] schlug 1952 die Ableitung des Lautes aus dem Ich-Laut über die Verbindung Is vor. Vom Ich-Laut aus wird durch geringes Vordrücken des Vorderzungenkörpers in Richtung auf die Alveolen der oberen Schneidezähne die einwandfreie Lautbildung leicht erreicht. Die entscheidende Störung des Ich-Lautes kann von uns nicht bestätigt werden. Besonders war die Zentrierung des Lautes, die bei Sigmatismen lateraler Art wichtig ist, ohne Schwierigkeit von dem meist schon zentrierten Ich-Laut aus möglich. Durch die Einfügung des I ist die Einstellung der Zunge dorsal bereits vorbereitet. Lippenbreitzug kann vorübergehend verstärkt eingesetzt werden.

2.2.2.2 Die T-S-Methode:

Beim apikalen T wird die Zungenspitze hinter die oberen Schneidezähne gelegt. Stern[65] (ähnlich auch Nadoleczny[66], Wagener[66], van Dantzig[67]) lässt einige T hintereinander bilden und dann mit der Zunge eine Art Schleuderbewegung ausführen, so als ob ein Fremdkörper, der als Stück eines Streichholzes durch die Bewegung wirklich ausgeschleudert werden kann, von der Zungenspitze entfernt werden müsste.

Werden die Lippen hierbei genügend breitgezogen, d. h. haben die Zahnreihen die erforderliche Enge gebildet, so entsteht nach wenigen Übungen ein Laut, der wie Z [ts] klingt. Die Grundlage bilden taktile Empfindungen. Zelenka[68] unterstützt die Ableitung vom T passiv durch eine Sondenhilfe, durch die das Zungenblatt in der Längsrichtung zur Rillenbildung leicht abwärts gedrückt wird. T wird später vom S getrennt. Stein lässt nach van Dantzig (Kramer[69]) vor dem Blasen des S ein T artikulieren, um die Zunge den Zahnreihen zu nähern.

Weiß[70] betont, dass die T-S-Methode oft besonders für Wiener Ohren scharfe, schwer korrigierbare Übertreibungen des Lautes zur Folge hatte und führt deshalb vom Blasgeräusch zum T, um daraus später das S zu isolieren.

Die Ableitung des S aus dem dorsalen T erübrigt die Anwendung eines Instrumentes. Lettmayer[71] spricht von einem Z-artigen T-Klang. Dabei kann mit Spiegel und zunächst bei leicht geöffnetem Mund die Zungenstellung beobachtet werden. Nach dem Schließen der Zahnreihen entsteht sofort ein richtiges Z [ts]. Durch Teilung erreicht man nach kurzer Übungszeit ein gutes S.

Nach unseren Erfahrungen bietet sich die dorsale T-Bildung bei starken Prognathien an. Das sonst zur Ableitung vom apikalen T aus verwendete Von-oben-nach-unten-Gleiten der Zungenspitze braucht nicht in ein Gleiten nach rückwärts, ein Umbiegen nach rückwärts mit der Bewegung nach unten abgewandelt zu werden.

Grundsätzlich kann man auch hier auf die Anwendung von Sonden verzichten. Das Eingleiten der Zungenspitze ist taktil und vom Muskelgefühl aus kontrollierbar.

2.2.2.3 Die F-S-Methode (Fröschels[72]):

Die Ableitung vom F wird von Fröschels für den Sigmatismus nasalis erwähnt, gleichzeitig aber als universelle Methode genannt. Er lässt ein langes F sprechen und zieht die Lippen des Patienten voneinander und von den Zähnen. Die Zunge liegt in der etwa richtigen Lage hinter den unteren Schneidezähnen. Ab und zu bedarf es noch eines leichten Druckes auf den Mundboden. Später muss die passive Lautbildung aktiv durch eigene Fingerhilfe und nach und nach mit der Lippenmuskulatur vonstatten gehen. Es ist an F zu denken, wenn man die alte Assoziation vermeiden will. Als Hilfe kann auf den an den mittleren unteren Schneidezähnen liegenden Finger geblasen werden. Die Mehrzahl der Fälle wurde ohne Unterschied der Art des Sigmatismus in wenigen Wochen geheilt. Nadoleczny[73] weist auf diese Ableitungsmöglichkeit hin, schränkt die Anwendung aber ein (Erfolg „hie und da auch bei anderen Lispelformen").

Stein[74], Weiß[75], Führing-Lettmayer[76], Flatau[77], Wagener[78] u. a. nennen die Therapie empfehlend.
Flatau[79] konnte aus dem bilabialen W ein stimmhaftes S ableiten.

2.2.2.4 Die N-S-Methode (Nickel[80]):

Bei der Artikulation des N werden die Zungenränder fest an den Molaren gelassen, aber die Zungenspitze gesenkt. Sobald der Summton in ein Blasen verwandelt wird, entsteht der S-Laut. Gegebenenfalls muss die Nase zugehalten werden.

Günstiger kann nach unserem Erachten von einem dorsal gebildeten N ausgegangen werden.

2.2.2.5 Die Sch [ʃ]-Ableitungsmethoden (vgl. Führing-Lettmayer[81]):

Das Sch [ʃ] kann aus verschiedenen Lauten des zweiten Artikulationsgebietes, zum Teil auch ohne Sondenhilfe, abgeleitet werden. Die Möglichkeiten sind zahlreicher als beim S.

(a) Die S-Sch [ʃ]-Methode (Gutzmann):
Die Ableitung geschieht vom S aus durch Zurückschieben der Zungenspitze mit der Gutzmannschen Ringsonde. Die Lippen werden (passiv) rüsselartig vorgestülpt.

(b) Die L-Sch [ʃ]-Methode (Fröschels):
Die Zunge wird während einer L-Artikulation etwas gesenkt. Der entstehende [ʃ]-ähnliche Laut erhält durch Lippenstülpung und Ausschalten des Stimmtones seinen [ʃ]-Charakter.

(c) Die Z-Sch-Methode ([ts]-[ʃ]-Methode) (Zelenka):
Aus dem Z [ts] kann durch leichtes Anheben der Zungenspitze mit einem Spatel ein TSCH [tʃ] gebildet werden. Besonders ist immer an die richtige Z [ts]-Bildung zu denken.

(d) Die T-Sch [ʃ]-Methode (Lettmayer):
Die Methode benötigt keine Sonden- oder Spatelhilfen. Ein leicht angesetztes, hinter den Alveolen gebildetes apikales T hat nahezu die Zungenlage des Sch [ʃ]. TTT bilden, Lippen vorstülpen: es entsteht Tsch [tʃ]. Durch Lauttrennung ergibt sich das Sch [ʃ].

(e) Die Zungenspitzen-R-Sch-Methode ([r]-[ʃ]-Methode) (Lettmayer):
Das gekonnte Zungenspitzen-R wird immer schwächer gerollt, bis es in einen stumpfen, fast S-artigen Laut übergeht. Lippenvorstülpen und Wegnahme des Stimmtones erzeugen ein Sch [ʃ]. Auch hier ist immer an R zu denken.

(f) Die Ch-S-Sch-Methode ([ç]-[s]-[ʃ]-Methode) (Coën[82]):
Ch [ç] und S werden im Wechsel und immer schneller gesprochen, das S dabei an den oberen Schneidezähnen artikuliert. Die Lippen sind vorgestülpt. Durch das vergrößerte Sprechtempo kommt es zur Einschleifung in Sch [ʃ].

(g) Die Ch-Sch-Methode ([ç]-[ʃ]-Methode) (Thomann):
Bei der Phonation des Ch (Ich-Laut), zunächst bei offenem Munde, lässt man die Zunge etwas zurückgleiten. Durch Kieferschluss und Lippenstülpung wird ein dorsales Sch [ʃ] erreicht.
Um den Laut einzugleichen, empfiehlt Weiß[83] als „Schleifstein" ein nachfolgendes T (Sch [ʃ]-T).

2.2.2.6 Die Gewinnung des stimmhaften S-Lautes:

Liebmann[84] schiebt das stimmhafte S unbemerkt ein (reißen - Reise). Die Stimme tritt selbsttätig hinzu.

Gutzmann[85] lässt die Kehlkopfvibration abtasten. Günstiger ist, auf das Wahrnehmen der Vibrationen des stimmhaften Lautes bei mit den Zeigefingern verschlossenen Ohren zu verweisen.

Fröschels[86] zeigt die Parallele zwischen F und W und stimmlosem und stimmhaftem S.

Stein[87] lässt durch Singen einer einfachen Melodie das F in W umwandeln und erreicht mit der gleichen Technik aus dem stimmlosen S die stimmhafte Form.

2.2.3 Die kombiniert-psychologische Methode

Die kombiniert-psychologische Methode nutzt alle brauchbaren Hilfsmittel mit Annäherung an unseren Stand der Therapie, also besonders die aktiven Methoden (Ableitungsmethoden) und stellt sie in den Umkreis der Gesamtpersönlichkeit des Patienten. Es wird nicht mehr eine isolierte Teilbehandlung durchgeführt, sondern versucht, den Menschen in seiner Ganzheit therapeutisch zu erfassen und zu beeinflussen.

Hierzu sind bereits Ansätze nachweisbar:
Coën sieht den ersten Teil der Behandlung mehr psychotherapeutisch. Er will die Intelligenz heben und auch die Energie des Patienten und geht damit klar von einer Oberflächenkorrektur ab, um den ganzen Menschen einzubeziehen.

Ebenso verlangt Flatau die Berücksichtigung der Erfassung der Persönlichkeit in ihrer gesellschaftlichen Stellung.

Stein und Corvin-Krupski bauen auf lust- und willensbetonter Mitarbeit unter Beeinflussung der Gesamtpersönlichkeit auf (ähnlich Kube).

Auch J. Kramer[88] verlangt lust- und willensbetonte Übungen für Kinder, um eine aktive Mitarbeit zu erzielen. Bei Erwachsenen geht sie von der Lautphysiologie aus und erklärt den Zweck der anschließenden Übungen. Willensschwachen muss ein Ziel, Verdienstmöglichkeiten, Befriedigung des Geltungsbedürfnisses, zur psychischen Beeinflussung vor Augen geführt werden.

Imhofer berichtet von einem guten Therapieverlauf, den er vor allem einem psychischen Moment zuschreibt.

Bedingt psychologisch ist auch die hypnotische Beeinflussung im Sinne Grebes zu werten, ebenso die Enthemmung des Sprachantriebes durch Winkler und alle Versuche (z. B. der Wiener Schule, Fröschels, Weiß), das falsche Hörbild in das richtige überzuführen, eine falsche Assoziation einzugleichen.

Liebmann darf nicht unerwähnt bleiben, der auf die durch das Leiden hervorgerufenen Depressionen und schweren seelischen Beeinflussungen mit Nachdruck verweist, wenn auch ohne Absicht einer psychischen Behandlung.

Unsere Übersicht belegt eine Entwicklung. Überwunden sein dürften endgültig die operative Technik und im Wesentlichen die nur passiven Methoden. Im Vordergrund stehen auch in Führing-Lettmayers Zusammenfassung die aktiven Methoden, die Ableitungsmethoden, die nur ab und an Anleihen in besonderen Fällen bei den oben genannten Hilfen passiver Art machen, sei es, dass die Stentsplatte von Fröschels in Anwendung kommt oder eine Sch [ʃ]-Ableitung bei Kindern mit der Ringsonde Gutzmanns erfolgt oder auch die unter aktiv-passiven Methoden angeführten Einstellungen genutzt werden.

Nur am Rande ist die psychologische Therapie zu finden, wenn auch grundlegende Ansätze nachweisbar sind. Gerade neuere Werke (u. a. Arnold, Führing-Lettmayer, Berendes) gehen kaum auf sie ein.

Am Material des Institutes für Sprechkunde sollen nun ein Überblick über die praktische Anwendung der Therapien gegeben und die einzelnen Indikationen und Zweckmäßigkeiten einer Kritik unterzogen werden.

3 Die Anwendung der Therapien in der Praxis

3.1 Übersicht über die Therapieverläufe

Es wurden insgesamt 169 Therapieverläufe ausgewertet, die sich mit Ausnahme von 12 Fällen auf die Zeit von 1946-1953 verteilen:

Tab.1: Sigmatismus-Therapien zwischen 1931 und 1953

1931	4
1932	2
1933	3
1940	1
1943	1
1944	1
ges.: 12 Behandlungen	

1946	7
1947	10
1948	14
1949	12
1950	28
1951	18
1952	32
1953	36
ges.: 157 Behandlungen	

Diese Aufteilung ergibt sich aus der Struktur des Institutes.
Während von 1931 bis 1945 lediglich der Leiter mit stundenweisen Hilfskräften die Behandlungen durchführen musste, konnte bis März 1952 über sechs Fachkräfte verfügt werden, denen für Aufnahmen und spezielle Vorbereitungen ein gut eingearbeiteter technischer Assistent zur Seite stand.

Die Ausrichtung der Therapien erfolgte in Vorbesprechungen, ohne jedoch irgendwelche Schematisierungen und Methoden zu fordern. Alle Patienten wurden abschließend vom Institutsdirektor, zumindest in Schallaufnahmen, abgehört. Meist geschah die Endbeurteilung vor einer Fachkommission.

Als Kriterium galt in jedem Fall etwa nach dem vom Verfasser vorgeschlagenen Ablauf[1] die Behauptung im Spontansprechen. Für die Abschluss- oder Zwischenaufnahmen wurde die Stimme des Behandlers für die Zischlautleistung des Mikrofones als Vergleich mit herangezogen bei grundsätzlicher Verwendung von

Kondensatormikrofonen mit Einsprechabstand von 40-50 cm. Bei Kindern fand die Aufnahme vor liegender Mikrofonflasche im Sitzen statt. Die Patienten waren auf die Aufnahme gleichmäßig vorbereitet.

Als Heimatzugehörigkeit der Behandelten kann nach 1946 das gesamte deutschsprachige Gebiet einschließlich der früheren Grenzgebiete angesprochen werden, wenn auch die Mehrzahl der Patienten dem mitteldeutschen Raum zuzurechnen ist.

Eine soziale Schichtung ergab sich nach Berufen. Es wurden 123 Studierende und 46 Nichtstudierende behandelt. Die Studierenden gehörten verschiedenen Fakultäten an, die Nichtstudierenden unterschiedlichen Berufen.

Tab. 2: Verteilung der Therapien auf Studierende verschiedener Fakultäten

	päd.	phil.	rer.nat.	theol.	jur.	ABF	agr.
Männer	38	25	10	6	3	2	1
Frauen	23	12	1	1	-	1	-
Gesamt	61	37	11	7	3	3	1 = 123

Tab. 3: Verteilung der Therapien auf Nichtstudierende unterschiedlicher Berufe

	Lehrer Fachlehrer	Schauspieler	Opernsänger	Angestellte	Ohne Beruf	Schüler	Kinder
Männer	9	2	-	-	-	12	2
Frauen	2	1	1	4	1	10	2
Gesamt	11	3	1	4	1	22	4 = 46

Rund 27 % waren Nichtstudierende. Die Berufsverteilung ergibt fast allein sprecherische Berufe oder Ausbildungen hierzu. Entsprechend stark sind die Lehrkräfte vertreten. Nur in einem Fall wurde eine Therapie bei einem Patienten ohne Beruf durchgeführt. Die Studierenden verstärken das Ergebnis in Bezug auf die Lehrberufe, die bei Pädagogen und bei Philologen (speziell in Hinsicht auf das Fach Deutsch) im Allgemeinen gegeben sind.

Die altersmäßige Zusammensetzung des Patientenkreises zeigt bei Studierenden einen Durchschnitt von etwa 22 Jahren mit einer Gesamtspanne von 18-36, bei den Nichtstudierenden im Durchschnitt etwa 20 Jahre bei einer Spanne von 5-48 Jahren. Man kann also von einer einheitlichen Zusammensetzung in Bezug auf das Alter sprechen. Die Behandlungen von Kindern stehen wegen der geringen Zahl in der Bewertung nur am Rande.

Die Therapieaufnahme erfolgte meist im Anschluss an eine der vom Verfasser (in der „Lehrerstimme") erwähnten Stimmdiagnosen und wurde für die Jahre 1946 bis etwa 1951 obligatorisch geführt. Seit Erscheinen der neuen Studienpläne konnte eine pflichtmäßige sprecherzieherische Ausbildung für Lehrer lediglich in den Plänen für Germanisten der Philosophischen und Pädagogischen Fakultät, der Musikerzieher, Körpererzieher und Sonderschullehrer verankert werden*.

Die Reaktionen auf die logopädischen Befunde belegen teilweise die Ausführungen Arnolds[2], dass die Diagnosen als persönliche Beleidigung aufgefasst wurden und die Therapie erzwungen werden musste, wenn für uns auch nur in einigen wenigen Fällen. Bei den Nichtstudierenden ist ein wesentlich stärkeres Eingehen auf die Therapie festzuhalten. Eine Erklärung lässt sich aus der Belastung durch das Studium und natürlich aus der Tatsache der Pflichtbehandlung ableiten. Doch kann besonders bei den oben erwähnten Fachrichtungen eine fortschreitende Aufschließung für die Belange der gesprochenen Sprache festgestellt werden.

Im Einzelnen wurden folgende Sigmatismen behandelt:

Tab. 4: Verteilung der Therapien auf Sigmatismusarten

	Sigm. interdent.	Sigm. add.	Sigm. lat.	Sigm. labialis	Sigm. nas.	multiples Stammeln
Männer	65	11	29	2	1	1
Frauen	32	9	15	–	2	2
Gesamt	97	20	44	2	3	3 = 169

Es sind nur die Fälle einer Behandlung zugeführt worden, die in den Gruppenübungen durch entsprechende Hinweise nicht zu beeinflussen waren, während alle, die nur gelegentliche Fehlbildungen aufweisen, bei denen also eine richtige Klangassoziation noch vorhanden war und die bei meist apikaler Bildung im Ermüdungs- und Abspannungszustand Störungen mit einfließen ließen, sich (wie z. B. Wethlo[3]) selbst auf das sichere dorsale S umstellen konnten. Deshalb ergibt sich eine Differenz zu dem vom Verfasser in der „Lehrerstimme"[4] nachgewiesenen Ergebnis eines etwa gleichen Anfalls der Störungen innerhalb der Geschlechter.

---

* s. a. Krech: Die Grundlagen des Sprechens, Wiss. Z. Univ. Halle, Ges.-Sprachw. R. III, 1954, H. 2.

Ferner ist verschiedentlich die Therapie des Sigmatismus nicht primär, weil entscheidendere Fehlleistungen vorliegen und damit statistisch die Einordnung dort erfolgte. Ich verweise auf die im Abschnitt Zahnstellungsanomalien dargetanen Koppelungen von Störungen.

Weit in den Vordergrund rücken die interdentalen Sigmatismen mit über 57 %. Etwa jeder zweite Sigmatismus im Bereich unserer Untersuchung ist interdental. Das Verhältnis stimmt auch für die Anteile der Geschlechter. Die Hälfte der Anzahl des interdentalen wird vom lateralen Sigmatismus erreicht, bei ebenso gleichem Verhältnis bei Männern und Frauen. Und von diesem entfällt wiederum ungefähr die Hälfte auf den Sigmatismus addentalis. Die anderen Arten stellen nur Einzelfälle. Dass der stridens in der Übersicht nicht erscheint, liegt an der üblichen Nichtaufnahme einer Therapie. Verschiedentlich muss der Sigmatismus stridens als Ergebnis einer Behandlung auch von uns bestätigt werden. Im Allgemeinen konnte ein selbsttätiges Abbauen der therapeutisch angelegten Hyperkinese verzeichnet werden, während der normale stridens einige Jahre (ohne Absicht natürlich einer Behandlung) im Umkreis von Übungen beobachtet wurde.

Unter multiplem Stammeln ist für unsere Untersuchung ein bereits bis auf die fehlenden Laute der S-Reihe eingeglichenes allgemeines Stammeln zu verstehen, das in zwei Fällen mit starker motorischer Ungeschicklichkeit verbunden war.

Wesentlich erscheint eine Übersicht über die Bewusstheit der Störung, die Zeit des Bewusstwerdens und darüber, ob die Betreffenden aus eigenem Antrieb zur Behandlung kamen oder durch wen sie geschickt wurden:

(Die Therapien sind chronologisch nummeriert.)

a) Studierende:
   1.   L., Karl, stud. theol.: berufliche Gründe.
   2.   R., Wolfgang, stud. mus. et phil.: berufliche Gründe.
   3.   J., Heinz, stud. theol.: berufliche Gründe.
   4.   H., Franz, stud. rer. nat., hat selbst bemerkt, dass er die Zunge anders „rollt" (Sigmatismus lateralis).
   5.   B., Heinz, stud. theol., ist verschiedentlich von Mitschülern auf sein „Lispeln" aufmerksam gemacht worden. Die S-Bildung fällt zeitweise schwer (Sigm. lat.).
   7.   S., Manfred, stud. agr.: berufliche Gründe (Sigm. lat.).

8. K., Elisabeth, stud. theol.: berufliche Gründe (Sigm. lat.).
11. W., Elfriede, stud. phil., Bewusstheit der Störung seit früher Kindheit, ältere Geschwister wiesen auf den Fehler hin. Litt unter Neckereien. Ermahnungen durch Eltern und „Englischlehrerin" (!).
12. F., Ernst, stud. phil., Sigmatismus ist seit der Schulzeit bewusst. Geschickt durch den Phonetiker für Anglistik (Sigm. lat.).
14. K., Christa, stud. päd., weiß seit der Schulzeit um die Störung. Beim Übergang zur Universität in sprechkundlichen Übungen erneut darauf hingewiesen (Sigm. lat.).
15. C., Barbara, stud. phil., S-Fehler seit Kindheit bekannt. Jüngste Schwester „lispelt" gleichfalls. Geschickt vom Phonetiker für Anglistik.
16. K., Herbert, stud. jur., Sprachfehler stört beruflich und besonders auch ästhetisch.
17. W., Gotthilf, stud. theol., Störung fiel in der Schulzeit auf. Vater ermahnte, „das S nicht so komisch" zu sprechen.
18. N., Ursula, stud. phil., Bewusstheit des Sigmatismus seit 5-6 Jahren (Sigm. lat.).
19. Sp., Karl, stud. phil., seit Unfall (Verlust der Schneidezähne) ist der Sigmatismus bekannt. Geschickt vom Phonetiker für Anglistik (Sigm. lat.).
20. G., Heinz, stud. päd., Bewusstheit der Störung seit Studienaufnahme.
23. E., Götz, stud. jur., behauptet, seine Fehlleistung selbst zu hören. Er spürt das Anstoßen (Sigm. add.) mit der Zunge, die ihm zu lang erscheint.
26. A., Horst, stud. päd., will den Unterschied zwischen richtiger und falscher Lautbildung (Sigm. interd.) selbst hören.
35. L., Ursula, stud. phil., geschickt vom Phonetiker für Anglistik (Sigm. lat.).
97. G., Klaus, stud. phil., weiß von der Störung seit Studienbeginn (Sigm. lat.).
99. Sch., Roland, stud. phil., geschickt vom Phonetiker für Anglistik.
100. K., Erich, stud. päd., geschickt vom Institut für Lehrerbildung, weil der S-Fehler stark auffällt (ausgeprägter Sigm. interd. mit starken nervösen Mitbewegungen).
106. M., Alfred, ABF, geschickt von der Arbeiter- und Bauern-Fakultät wegen seines auffallenden Sigmatismus (interdentalis).
107. G., Hans-Otto, stud. phil., ist sich seit der Pubertätszeit seiner Fehlleistung bewusst (Sigm. lat.).
126. W., Helga, stud. phil., erkannte die falsche Lautbildung bei einer Schallaufnahme „schlagartig". Sie konnte in der folgenden Zeit sich „nicht mehr hören" und kam freiwillig zur Behandlung.

130. R., S., stud. päd., kam zur Therapieaufnahme, weil beim Singen die Fehlleistung störte.
131. H., Hans-Jochen, stud. rer. nat., nahm wegen des sehr auffälligen Sigmatismus lateralis die Behandlung auf.
133. F., Sabine, stud. phil., wurde während einer Lehrprobe auf die Störung aufmerksam gemacht und zum Institut geschickt. F. war sich seit dem 6. Lebensjahr des Sigmatismus lateralis bewusst.
134. T., Alfred, stud. päd., weiß seit Studienbeginn von der Fehlleistung. Die Therapie wurde im Anschluss an allgemeine Übungen veranlasst.
144. B., Ruth, stud. phil., wurde während allgemeiner sprechkundlicher Übungen auf den Sigm. interdentalis aufmerksam gemacht.
145. B., Hans-Jochen, stud. päd., wird von seinem Institut geschickt. Er weiß seit geraumer Zeit um die Störung.
148. St., Fritz, stud. phil., ist sich des Sigmatismus interdentalis bewusst, der auf einer mundartlichen Eigenart (Aken an der Elbe) beruhe.
150. H., Wolfgang, stud. päd., leidet unter dem Wissen um die Störung, die von seinen Angehörigen oft gerügt wird.
153. R., Peter, stud. päd., weiß um den auffälligen Sigmatismus lateralis.
155. M., F., stud. päd., berichtet insbesondere von Fehlleistungen in der Unterhaltung und in bestimmten Sprechlagen.

Hinzu kommen weitere 19 ausgeprägte laterale Sigmatismen, deren akustische Auswirkungen so eindeutig waren, dass in der Anamnese keine direkten Fragen gestellt wurden. Auch hier ist eine Bewusstheit der Störung vorauszusetzen.

Damit sind sich unter den behandelten Studierenden 52 ihrer Fehlleistung bewußt, 35 nach eigenen Angaben (darunter 14 mit auffallenden lateralen Sigmatismen), also mehr als 42 % der Gesamtfälle.

b) Nichtstudierende:
9. Dr. H., Fritz, Kunsthistoriker, berufliche Gründe.
10. B., Georg, Oberschüler, Hinweis von Mitschülern auf den Fehler, der bis dahin von Eltern und Schule nicht bemerkt worden war. B. hat beim Schreiben interdentale Zungenlage (Sigm. lat.!).
32. K., Margarete, Behördenangestellte, geschickt wegen des auffallenden Sigmatismus von der Universitätsklinik für Ohren-, Nasen- und Kehlkopfkrankheiten.
56. M., Hartrid, Opernsängerin, soll nicht engagiert werden, falls vom Institut nicht die Garantie für gänzliche Beseitigung des Sigmatismus (lateralis) übernommen werden kann. Starke Depressionen.

81. B., Ursula, Fotolaborantin, ist sich etwa seit einem Jahr ihres Sigmatismus (interdentalis) bewusst.
82. H., Engelhardt, Wiss. Assistent, seit Kindheit bewusst, geschickt vom Institutsdirektor.
89. T., Jochen, Schauspieler, berufliche Gründe (Sigm. lat.).
90. K., Mechthild, Schülerin, multiples Stammeln in der Kindheit, blieb wegen des Sprachfehlers sitzen, wurde in ihrer Heimatstadt vorher ohne Erfolg behandelt (Sigm. lat.).
98. B., Annerose, Kindergärtnerin, geschickt vom Kindergärtnerinnenseminar über die Sprachheilschule Halle (Sigm. lat.).
98a. A., Margarete, ohne Beruf, seit Kindheit der Sprachstörung bewusst, sollte wegen einer Geschwulst unter der Zunge von einer Universitätsklinik operiert werden. Frau A. erlernte einen handwerklichen Beruf, weil dort der Sprachfehler weniger störte. Sie wagte nicht mehr zu sprechen. Das ganze Leben steht unter dem Einfluss des sehr ausgeprägten Sigm. lat.
112. E., Kurt, Lehrer, wurde im Beruf auf seine Störung hingewiesen (Sigm. lat.).
113. B., Sigrid, Lehrerin, weiß seit der Grundschulzeit von ihrer S-Störung (Sigm. interd.).
114. T., Heinrich, weiß seit zwei Jahren um seinen Sigmatismus (lat.!). Beruf: Lehrer.
117. H., Jutta, Schauspielerin, seit Schauspielschule Bewusstheit der Störung (Sigm. add.).
118. F., Günter, Fachlehrer, seit Kindheit bewusst, soll wegen seines starken Sigm. lat. seine Dozentenstelle verlieren. Starke Depressionen.
120. G., Rainer, Schüler, geschickt von der Universitätsklinik für Zahn- und Kieferkrankheiten (Sigm. interd.).
125. M., Monika, Schülerin, seit Schuleintritt starke Benachteiligung durch die Störung. M. konnte wegen des überhaupt nicht vorhandenen S-Lautes bei normaler Begabung das Klassenziel nicht erreichen. Es wurde auch kein S-Laut geschrieben (z. T. abgebautes multiples Stammeln).
127. Oe., Ursula, Schülerin, war vorübergehend in der Sprachheilschule und kam wegen eines Rückfalles (Sigmatismus interdentalis) zur Behandlungsaufnahme.
129. H., Hans, Assistent, geschickt von seinem Abteilungsleiter. Bewusstheit der Fehlleistung seit längerer Zeit.
132. L., Margret, Schülerin, von den Eltern auf den Sigmatismus aufmerksam gemacht.

137. L., Sybille, Schülerin, wird wegen des Sigmatismus interdentalis von den Mitschülern aufgezogen. S. leidet unter der Störung.
139. K., Christa, Oberschülerin, weiß durch den Klassenlehrer um die Fehlleistung.
140. G., Doris, Oberschülerin, möchte den flächigen Klang der S-Laute (Sigmatismus interdentalis), nachdem sie von dem Klassenlehrer den Hinweis darauf erhielt, beheben lernen.
141. G., Horst, Schüler, wird von dem Klassenlehrer eingewiesen. Der Sprachfehler besteht angeblich seit einem Bombenangriff (Sigmatismus interdentalis).
147. St., Elfriede, Angestellte, von der Universitäts-Zahn- und Kieferklinik überwiesen. P. ist sich des Sigmatismus bewusst (lateralis).
151. J., Eberhard, Oberschüler, wurde von seinem Klassenlehrer auf den Fehler aufmerksam gemacht.
152. N., Ulrich, Lehrer, steht unter einer starken Depression wegen des ihm seit langem bewussten Sigmatismus lateralis, der ursprünglich auch interdentale Merkmale zeigte, die N. mühsam selbst abgeübt hat.
159. I., Ernst, Oberschüler, kommt durch Hinweis des Klassenlehrers zum Institut. Der Sigmatismus (add.) ist ihm spürbar.
160. Sch., Theodor, Lehrer, hat die Bewusstheit seines Sigmatismus auf taktiler Grundlage (add., bei starker Innenohrschwerhörigkeit).
165. E., Eberhard, Schauspielschüler, steht unter der Depression, das Studium aufgeben zu müssen, falls der Sigmatismus (mit labialer Komponente) nicht völlig beseitigt wird.
166. E., Erika, Schülerin, wird wegen des störenden Sigm. nasalis von der HNO-Klinik überwiesen.
167. B., Olga, Angestellte, leidet seit Jahren unter dem Sigmatismus nasalis, wegen dem sie verschiedentlich in Lehrstellen nicht aufgenommen wurde. Ihre derzeitige Einstellung ist mit der Behebung der Zischlautfehlleistungen verbunden und befristet.

Von 46 Nichtstudierenden sind sich 32 ihres Leidens bewusst, bei insgesamt 11 lateralen Sigmatismen. Nahezu 70 % stehen somit unter mehr oder weniger starken Depressionen. Die Zahl ist größer als in der Gruppe der Studierenden, weil dieser Personenkreis wegen der Störung den Weg zu uns fand, während die Studierenden zum Teil in Überprüfungen erst auf die Abweichung von der Lautnorm aufmerksam gemacht werden mussten.

Von 169 Betroffenen wissen 84 um ihre Fehlleistung (49,7 %). Für unsere Untersuchung lässt sich damit vertreten, dass jeder zweite Sigmatiker von der Sprachstörung selbst weiß. Zu einem allgemeinen Schluss müssten weitere Beobachtungen erfolgen.

Sehr wahrscheinlich werden alle lateralen Sigmatiker in einem mittleren Grundschulalter auf die Sprachstörung selbst aufmerksam oder durch die Umgebung aufmerksam gemacht. Unter 84 Patienten wurden 44 Sigmatismen lateralis gefunden, d. h., dass mit Sicherheit auf Schwierigkeiten innerhalb der Gesellschaft geschlossen werden muss, die so weit gehen, dass die Berufswahl beschränkt werden muss, dass Berufe nicht mehr ausgeübt werden können, dass bei Schülern das Klassenziel nicht erreicht wird und allgemein, dass die Betreffenden sich als außerhalb der Gesellschaft stehend fühlen, dass sich Minderwertigkeitskomplexe festsetzen[4a] und dass in extremen Fällen eine Art freiwilliges Schweigen eintritt*.

Meist liegt das Selbsterkennen der sprachlichen Behinderung längere Zeit zurück. In einem Beispiel standen fast 40 Lebensjahre unter der Einwirkung dieses Gezeichnetseins. Schuleintritt oder Beginn des Universitätsstudiums machten die Störung spürbar.

Als bezeichnend muss die Tatsache gewürdigt werden, dass eine Reihe von Fällen durch das Nichtvermögen, lautreine englische Zischlaute zu bilden, dem Institut überwiesen wurden, während bei der Lautung der deutschen Sprache in Grund- und Oberschulen die Qualität der S-Bildungen meist überhört wurde oder ausreichende Beurteilung fand. Liebmann hat besonders für laterale Sigmatismen ebenfalls auf die schulischen Schwierigkeiten bei Fremdsprachen verwiesen. Es ist an der Zeit, unsere eigene Sprache genau so sprechen zu lernen, wie alle Fremdsprachen. Die Forderung nach einer sprecherzieherischen Ausbildung in Schulen und an Universitäten muss auch hier wiederholt werden.

Grundlegend kann das Problem der Sprachstörungen wohl nur durch eine sprechkundliche Schulung aller Lehrer, die hierbei auch eine Übersicht über die wesentlichsten Stimm- und Sprachstörungen vermittelt bekommen, gelöst werden. Damit ist das Erkennen wenigstens der Sigmatismen, des Stotterns, des Polterns und der häufigsten Stimmstörungen durch den Normalschullehrer ermöglicht, der dann entsprechende Therapien oder Einschulungen, soweit zu verwirklichen, veranlassen muss**.

---

* Aus einer Thüringer Landschule wird uns berichtet, dass ein Kind (nach lautlicher Kopie mit lateraler S-Störung) ein unbekanntes, unbeeinflussbares Sprachleiden aufweist und derart verschüchtert ist, dass es sich vom Lehrer nicht mehr zum Sprechen bewegen lässt und sich weigert, weiterhin zur Schule zu kommen.
** Richard Wittsack[5] hat darauf nachdrücklich hingewiesen, ebenso u. a. auch der Verfasser[6].

Die Therapien wurden in einigen wenigen Fällen von Lehrern der Grundschule veranlasst, ferner auch von Dienstvorgesetzten, denen die gesellschaftlich distanzierende Sprechweise auffiel.

Bemerkenswert erscheint, dass bei Aufnahmen für Schauspielschulen Sigmatismen kaum Berücksichtigung finden und dass selbst bei Verpflichtungen für Bühnen von den Intendanten Sigmatismen überhört oder nicht beachtet werden.

Die Behandlungen gingen in Einzel- und Gruppenübungen vonstatten. Insgesamt wurden 46 Fälle (27,2 %) in der Gemeinschaft mit bis zu sechs anderen Teilnehmern behandelt. Einschränkend muss gesagt werden, dass diese scheinbar hohen Zahlen sich nur auf die allgemeinen Einführungen und gemeinsamen Überprüfungen beziehen, während die spezielle Therapie über eine Gruppenstärke von vier – die Gruppenübungen wurden nur mit Studierenden durchgeführt – nicht hinausging. Die Beweggründe zur Zusammenfassung in Gruppen waren neben arbeitstechnischen Belangen vor allem die Anlage einer psychologischen Therapie, die Richard Wittsack seit dem Jahre 1931 vorbereitet hat, um das Gefühl des Nichtisoliertseins, des Wiederhereingenommenseins in die Gesellschaft und die Möglichkeit der Beeinflussung, mitunter selbstverständlich in den Auswirkungen auch negativ, neben der entscheidenden Gehörschulung zur Verdrängung der falschen Assoziation zu stärken. Diese Übungen sind als Vorstufen der späteren Entwicklung aufzufassen, mit Hilfe technischer Apparate die Beschleunigung der Hörfähigkeit auf psychophysischer Basis zu erreichen und den falschen Laut auch in der eigenen Erzeugung zu erkennen.

Die Übersicht nach der Art der Sigmatismen zeigt folgende Zusammensetzung:

Sigmatismus interdentalis:

Mit noch 6 weiteren Teilnehmern wurden behandelt	4 Studierende
Mit noch 4 weiteren Teilnehmern wurden behandelt	7 Studierende
Mit noch 3 weiteren Teilnehmern wurden behandelt	13 Studierende
Mit noch 2 weiteren Teilnehmern wurden behandelt	4 Studierende
Mit noch 1 weiteren Teilnehmer wurden behandelt	<u>6 Studierende</u>
gesamt:	34 Studierende,

das sind 35 % der interdentalen Sigmatismen.

Sigmatismus addentalis:

Mit noch 6 weiteren Teilnehmern wurde behandelt	1 Studierender
Mit noch 3 weiteren Teilnehmern wurden behandelt	<u>2 Studierende</u>
gesamt:	3 Studierende,

das sind 15 % der addentalen Sigmatismen.

Sigmatismus lateralis:

Mit noch 6 weiteren Teilnehmern wurden behandelt	2 Studierende
Mit noch 4 weiteren Teilnehmern wurden behandelt	2 Studierende
Mit noch 3 weiteren Teilnehmern wurden behandelt	3 Studierende
Mit noch 1 weiteren Teilnehmer wurden behandelt	<u>2 Studierende</u>
gesamt:	9 Studierende,

das sind 20,5 % der lateralen Sigmatismen.

Die kürzeste Behandlungszeit bei den interdentalen Sigmatismen lag bei drei Monaten und insgesamt sechs Sitzungen und einer Teilnehmerzahl von 7 Patienten, die längste bei fünf Monaten und dreiundzwanzig Sitzungen und einer Gesamtzahl von 2 Sigmatikern.

Bei den addentalen S-Störungen steht in der Behandlungszeit gleichfalls eine 7er-Gruppe mit drei Monaten und 8 Sitzungen günstiger als die 4er-Gruppe mit drei Monaten und sechszehn Sitzungen. Ähnlich unterschiedlich und ohne Regelmäßigkeit erweisen sich die Zeiten bei den lateralen Sigmatismen in ihrer Beziehung zur Gruppenbesetzung. Branco van Dantzigs[7] Verneinung einer grundsätzlichen Entscheidung für Gruppen- oder Einzelunterricht erfährt eine Bestätigung. Es ist Sache des Behandlers, den Sprachgestörten richtig einzustufen und die entsprechende Therapieform zu wählen. Die Gesamtergebnisse unserer Gruppenübungen liegen nicht unter denen der Einzeltherapien. Gerade bei Sigmatismen muss immer die Möglichkeit des Vergleichens und des erfahrungsgemäß leichteren Hörens der fremden Fehlleistung in Erwägung gezogen werden.

Die Gruppenübungen gehören in die ersten Jahre der Berichtszeit. Der gleiche Weg wurde von uns später in technischer Variante weiterverfolgt. Seit 1951 kam es aus Gründen der kombiniert-psychologischen Therapie nur zu 2er-Gruppen. Auf Einzelheiten ist in der Darlegung der Therapien noch gesondert einzugehen.

In der Übersicht über die zur Behandlung benötigten Zeiten und Sitzungen muss einschränkend bemerkt werden, dass bei Studierenden grundsätzlich je ein Semester mit etwa 14 Wochen vorgesehen wurde, so dass als Zeitraum im Durchschnitt drei bis vier Monate und als Zahl der jeweils 30 Minuten dauernden Sitzungen in der Regel 12 bis 14 angesetzt waren. Bei Teilnehmern freier Berufe erfolgte die Beantragung einer gleichen Zahl, und zwar je nach Fall zwischen 10 und 15 Sitzungen, die aber aus äußerlichen Gründen, wie Anreisemöglichkeit, Ferienlage und Ähnlichem, zeitlich enger zusammengedrängt sind. Es wurde darauf gesehen, dass der Zeitraum von einem Monat nach Möglichkeit nicht unterschritten wurde, wenn sich nicht bequeme und sichere spätere Überprüfungen anboten. Mit dem Gelingen der S-Einfügung im Umgangsgespräch galt bei Nichtstudierenden die Behandlung als beendet, während Studierende allgemein bis zum Semesterabschluss in der Therapie belassen wurden, von einigen leicht zu überwachenden Ausnahmen abgesehen.

Unter diesen Bedingungen ergibt sich folgendes Gesamtbild des durch die Behandlung kontrollierten Zeitabschnittes in der Aufschlüsselung nach Arten der Sigmatismen und nach Geschlecht der Behandelten:

Tab. 5: Behandlungszeiten bei unterschiedlichen Sigmatismen

	Sigm. interdent.	Sigm. add.	Sigm. lat.	Sigm. nasalis	Sigm. labialis	multiples Stammeln
	(Berichtszeit in Monaten)					
Männer	3,3	2,8	3,25	3	2,5	1
Frauen	2,8	2,0	3,35	3	-	7
Durchschn.	3,1	2,4	3,30	3	2,5	4

Kürzeste Gesamtzeiten:

	Sigm. interdent.	Sigm. add.	Sigm. lat.
Männer	1 Woche	1 Woche	2 Wochen
Frauen	1 Woche	2 Wochen	1 Monat

Längste Behandlungszeiten:

	Sigm. interdent.	Sigm. add.	Sigm. lat.
	(Berichtszeit in Monaten)		
Männer	16	9	10
Frauen	10	3	9

Fröschels[8] erwähnt gelegentlich bei der Erläuterung seiner Plattenmethode Behandlungszeiten von 8 bis 10 Wochen in der Regel bei täglich 20 Minuten langen Sitzungen, das bedeutet 48-60 Sitzungen zu 20 Minuten unter Anwendung einer passiven Therapie. Stein[11] nennt 10 bis 20 Sitzungen in 3 bis 6 Wochen.

Nach gleichen Gesichtspunkten ist die folgende Übersicht über die zur Therapie erforderlichen Sitzungen zu werten.

Tab. 6: Anzahl der Sitzungen bei unterschiedlichen Sigmatismen

Im Durchschnitt wurden benötigt:

	Sigm. interdent.	Sigm. add.	Sigm. lat.	Sigm. nasalis	Sigm. labialis	multiples Stammeln
Männer	11,2	9,1	9,1	10,5	14	14
Frauen	9,4	8,6	12,4	-	20	24,5
Durchschn.	10,3	8,9	10,8	10,5	17	19,3

im Minimum:

	Sigm. interdent.	Sigm. add.	Sigm. lat.
Männer	3	3	3
Frauen	3	3	4
Durchschnitt	3	3	4

im Maximum:

	Sigm. interdent.	Sigm. add.	Sigm. lat.
Männer	35	22	26
Frauen	26	16	28
Durchschnitt	30,5	19	27

Diese Zahlen gestatten Vergleiche. Im Allgemeinen lässt sich die auch in der Literatur vertretene und vom Verfasser dargetane motorisch größere Geschicklichkeit der Frau besonders bei den fein abgestuften Bewegungen der S-Bildung feststellen, sofern nicht äußere Gründe (Fehlen in den Übungen z. B.) angenommen werden müssen. Die errechneten Durchschnittszahlen für Männer stehen, von einigen Ausnahmen abgesehen, über denen der Frauen.

Für die Beurteilung entfallen die weniger häufigen und nur als Einzelfälle vertretenen Sigmatismen labialis, nasalis und das multiple Stammeln.

Zwischen Sigmatismus interdentalis, addentalis und lateralis aber entstehen in der Zahl der erforderlichen Sitzungen nur unwesentliche Abweichungen, die trotz unserer Vorbemerkung so zu deuten sind, dass therapeutisch etwa gleiche Schwierigkeiten zu überwinden waren und dass die behandelten Fälle – es war darauf hingewiesen, dass nur Teilnehmer aufgenommen wurden, die durch einfache Hinweise nicht zu beeinflussen waren – auch gleich starke Assoziationen auszugleichen hatten, wenn auch die psychische Belastung durch den lateralis am entscheidendsten gewertet sein will.

Unsere Behandlungszeiten bleiben im Allgemeinen unter den üblichen Angaben (Fröschels, Stein), denn auch Josefine Kramer[10] spricht von 15 bis 20 Minuten täglicher Sitzungszeit und einer Gesamtdauer von 2 bis 8 Wochen mit dem Hinweis, dass die Übungszeit sich nach der Ausdauer des Patienten richten muss. Kramer rechnet im günstigsten Fall mit 12 Sitzungen zu 15 Minuten.

Hierbei darf nicht unerwähnt bleiben, dass für unsere Therapien der häuslichen Übung ein wesentliches Gewicht zufällt, im Gegensatz zu den Angaben der meisten Autoren, besonders seit der Anwendung der kombiniert-psychologischen Therapie, die den Patienten in der Verdrängung der falschen Assoziation nach kurzer Zeit bereits selbstständig macht.

Die Ergebnisse der Behandlungen werden unter den Bezeichnungen positiv, indifferent und negativ eingeordnet.

Das Ergebnis ist positiv, wenn in der Behandlungszeit, in vielen Fällen auch nach späteren, nicht gesondert vermerkten Überprüfungen (die bei Studierenden, die einige Semester zu allgemeinen Übungen kommen, leicht vorzunehmen sind) im verschieden gespannten Spontansprechen keine Fehlleistungen mehr auftreten, wenn eine auch akustisch einwandfreie Kontrolle auf Lautrichtigkeit und Lautreinheit vorhanden ist und wenn die seelische Depression, die gewisse mehr oder weniger starke, oft nur subjektiv fühlbare Sprechhemmung als überwunden bezeichnet werden kann.

Unter indifferent sollen die Fälle vereinigt werden, die noch gelegentliche Fehlleistungen aufweisen, die auf mangelnde Konzentrationsmöglichkeit, auf motorisch geringere Geschicklichkeit, nicht aber auf noch vorhandene Depressionen zurückgehen.

Endlich bedeutet negativ die Nichtbeeinflussbarkeit, das Versagen einer Therapie aus Gründen meist mangelhafter Mitarbeit des Patienten. Der isolierte Laut wurde hierbei einwandfrei artikuliert, der Einbau in den gesamten Sprechablauf aber nicht vollzogen.

Akustische Kontrolle war in einem Fall nachweisbar. Bezeichnenderweise mussten in dieser Rubrik nur Fälle von Studierenden aufgenommen werden.

Tab. 7: Behandlungsergebnisse

	positiv	indifferent	negativ	
Männer	80 (73,4 %)	26 (23,9 %)	3 (2,7 %)	= 109
Frauen	39 (65,0 %)	18 (30,0 %)	3 (5,0 %)	= 60
	119 (70,4 %)	44 (26,0 %)	6 (3,6 %)	= 169

Das Verhältnis zwischen den Geschlechtern belegt ein Überwiegen der Männer auf der positiven Seite, nicht nur, dass der Hundertsatz der Positivfälle über denen der Frauen liegt, sondern auch, dass die Männer unter den Fällen mit Fehlleistungen und mit negativem Ergebnis des anderen Geschlechtes bleiben. Eine Erklärung kann nur in den schon früher angedeuteten Belastungen durch das Studium, die sich hier vorläufig noch stärker auswirkten, gesehen werden.

Überraschend groß ist die Zahl der Behandlungen, die noch Fehlleistungen aufweisen, die also unter strengem Maßstab ein nicht hundertprozentiges Ergebnis erbrachten. Ebenso sind 3,6 % nicht beeinflussbare Fälle als hoch anzusehen. Über die Gründe hierzu soll in dem Abschnitt zur Prognose berichtet werden (vgl. 3.5).

3.2 Zur Ätiologie der Sigmatismen

3.2.1 Die Bedeutung der Zahnstellungsanomalien für die Zischlautbildung

Bereits kleine Abweichungen von der Norm der Zungenlage führen bei der sehr geringen physiologischen Breite des S-Lautes unter Umständen zu wahrnehmbaren akustischen Veränderungen. Es liegt daher nahe, auch die anderen an der Zischlautbildung beteiligten Artikulationsstellen oder Organe in die Untersuchung einzubeziehen.

Das ist seit dem 17. Jahrhundert auch geschehen. Hermann Boerhaave stellte fest, dass der Verlust der Einschneidezähne offenbar die Sprache verändert (Arnold[11]).

Die Bedeutung des normalen Gebisses lässt sich nach Arnold[12] allgemein an den konstitutionellen Zahnstellungsanomalien, am physiologischen Zahnverlust während des Zahnwechsels und im Alter und an Verletzungen der Kiefer und Zähne belegen.

Auf ätiologische Zusammenhänge der Zahnstellung, der Bissart, der Zahnlücken – besonders auch der physiologischen im Zahnwechsel – haben ferner u. a. Auer, Brode, Gutzmann, Hohn, Kaiser, Klestadt, Nadoleczny, Neumann, Meder und Reichenbach, Überhorst, Wendelstadt (Wagener[13]), Loebell[13a], Rethmann, ebenso Shainermann[14] hingewiesen.

Strittig war zeitweilig der Grad der Beteiligung der Anomalien, das Verhältnis von Zahnanomalie und Sprachstörung in Bezug auf Ursache und Wirkung (Brode[15]).

Vom regelrechten Gebiss erwarten wir, dass die Molaren beim Schließen der Kiefer in Kontaktstellung treten und die Schneidezähne des Oberkiefers die des Unterkiefers etwas überdecken (Führing-Lettmayer[16]).

Die Prognathie ist eine Distalverschiebung des Unterkiefers. Damit kann eine Kompression des Oberkiefers verbunden sein, so dass der Gaumen sehr hoch erscheint und die Frontzähne stark nach vorn getrieben sind (Knobel[17]). Ein normales Schließen des Bisses in horizontaler Richtung ist nicht möglich. Führing-Lettmayer[18] sprechen von Prognathie bzw. Retrogenie.

Ragt im umgekehrten Fall der Unterkiefer vor, so dass die unteren Incisivi über die oberen beißen, so besteht eine Progenie.

Lässt sich kein vertikaler Kontakt innerhalb der beiden Frontzahnreihen erzielen, liegt ein offener Biss vor (Führing-Lettmayer[19]). Im Allgemeinen spricht man mit Knobel[20] von offenem Biss, wenn an einer oder mehreren Stellen der Zahnreihen keine Schließung stattfindet. In seltenen Fällen okkludieren nur die letzten Molaren. Ist der Biss im Bereich der Mahlzähne offen, besteht die Bezeichnung seitlich offener Biss.

Bei Kreuzbiss steht ein Teil der oberen Zahnreihe innerhalb der unteren, so dass die beiden Zahnreihen sich an einer oder zwei Stellen kreuzen.

Werden die unteren Incisivi von den oberen ganz oder stärker als normal überdeckt, ist ein Deckbiss oder ein tiefer Biss vorhanden. Die Molarenreihen können normal okkludieren. Knobel[21] spricht von einer Begleiterscheinung vieler Kieferstellungsanomalien.

Die Protrusion besteht in einem Vorneigen der Achsen der oberen Frontzähne bei normaler Kontaktstellung der Mahlzähne.

Diastema endlich nennt man die Lückenbildung zwischen den oberen mittleren Schneidezähnen. Bei Ausfall oder Entfernung von Zähnen in diesem Bereich wird das Diastema unecht (Knobel[22]).

Zahlreiche umfassende Statistiken haben als Ergebnis gezeigt, dass Zahnstellungsanomalien zur falschen S-Bildung verleiten.

Man hat der Schlussfolgerung von Meder und Reichenbach zugestimmt, die Anomalien als prädisponierend für die Aussprachefehler der Zischlaute anzusehen, ohne sie aber grundsätzlich ätiologisch zu werten.

Es lässt sich belegen, dass auch mit starken Anomalien vollkommen einwandfreie Lautbildungen möglich sind (u. a. auch Weinert[23]), ja dass sogar bei fehlenden unteren Schneidezähnen noch ein brauchbares S gebildet wurde (Klestadt[24], A. Hoffmann[25]).

Wagener[26] beleuchtet das Verhältnis der Zahn- und Kieferunregelmäßigkeiten bei gestörter und bei normaler S-Artikulation.
Danach wurden gefunden:

Tab. 8: S-Artikulation bei Zahn- und Kieferunregelmäßigkeiten (Wagener)

Zahnstellungs-/Kieferanomalie	S-Artikulation
offener Biss, Prognathie, Progenie, tiefer Biss + Diastema und tiefer Biss + Zahnlücken	fast nur bei Lisplern
tiefer Biss, Kopfbiss, Zahnlücken im Bereich der Front	vorherrschend bei Lisplern, auch öfter bei Normalsprechenden

unbedeutende Anomalien, bei denen wir kaum Sprechstörungen erwarten, wie Diastema, seitliche Zahnlücken, gedrängte Stellung der Frontzähne und Hypoplasien	fast nur bei Normalsprechenden

Unsere Untersuchung, die sich nur mit pathologischen Fällen auseinandersetzt, zeigt bei 169 Patienten 51 Zahnstellungsanomalien, von denen nur ausgeprägte Formen vermerkt wurden.

Progenie	1
Prognathie	19
offener Biss	15
Kreuzbiss	1
Diastema	3
Lückenstellung	10
sprechfalsche Prothese	2
gesamt:	51 (30,2 %)

Diese Zahlen bleiben unter den allgemeinen Angaben. Stark macht sich eine Koppelung mit anderen Pathologien spürbar.

Arnold[27] erwähnt bei Lispelfehlern 60-70 % Abweichungen der Zahnstellung und Kieferverbildungen, während sich bei Normalsprechenden nur 25 % finden (Barczinski, Nadoleczny, Rapok, Reichenbach, Wagener, Wendelstadt und Überhorst), ja von einzelnen werden bis zu 83 % und mehr Zahnstellungsanomalien festgestellt (Sheridan, Seth, Guthrie).

Die Meinungsverschiedenheit über die Bedeutung dieser Anomalien bestand im Wesentlichen zwischen Nadoleczny, Meder und Reichenbach auf der einen und Fröschels, Newekluf, Dylewski (Wagener[28]) Führing-Wurst (1930[29]) und Freud auf der anderen Seite.

Von einem allein ursächlichen Zusammenhang für die Entstehung der Sigmatismen kann bei Zahn- und Kieferanomalien nicht die Rede sein, sonst müssten alle diese Abweichungen gleichfalls bei allen Befallenen akustische Veränderungen ergeben (Herold[30]).

Fröschels leugnet im Wesentlichen den Einfluss der Zähne und der Kieferverbildungen und kehrt das Ergebnis Meder-Reichenbachs, Prädisposition und daraus falsche Funktion der Zungenmuskulatur, um, indem er nach seiner These der Entstehung der Sigmatismen aus einer fehlerhaften Funktion der Zunge (Schwäche der Retraktoren) annimmt, dass die Stellungsanomalien Ergebnis der Sigmatismen sind, wenigstens bei lateralen (Herold[31]). Gutzmann hatte 1910 etwa Gleiches vertreten. Nadoleczny lehnt eine derartige Einwirkung ab, Meder und Reichenbach ebenso, ohne bestreiten zu wollen, dass die Zunge infolge falscher Funktion in einigen Fällen verschlimmernd auf eine bereits bestehende Anomalie wirkt. Herold[32] nennt hierzu Sigmatismus interdentalis bei offenem Biss. Zusammenfassend lässt sich festhalten, dass Fröschels, der in früherer Zeit den genannten Abweichungen mehr Bedeutung beimaß, den Zahn- und Kieferanomalien wohl eine geringe Bedeutung gibt, aber nicht den Schluss zieht, dass eine orthodontische Behandlung die sprachärztliche unterstützen oder erleichtern könne (Herold[33]).

Meder und Reichenbach fanden unter 9144 untersuchten Kindern der Münchner Schulzahnklinik 278 Sigmatiker (3 %), von denen 214 Zahn- und Kieferunregelmäßigkeiten aufwiesen (u. a. Wagener[34]).

Wendelstadt untersuchte 3256 Kinder, meist Schulanfänger, und stellte 130 S-Störungen fest. Bei 114 (3,5 % der Gesamtzahl) hatte sich die Fehlleistung erst gleichzeitig mit dem Zahnzerfall (Caries) eingestellt, also bei 87,7 % (u. a. Wagener[35], Herold[36], Klestadt[37]).

Überhorst[38] hatte bei 162 Befunden 42 normale Gebissverhältnisse und 120 anormale (74 %) gefunden.

Klestadt[39] sieht mit Wendelstadt einen ursächlichen Zusammenhang zwischen Lispeln und Caries als bewiesen an, weil bei durch Caries verlängerter Zahnwechselpause die Fehlleistungen der Zunge in vermehrtem Maße geübt werden und sich falsche Innervationen einschleifen. Gebissschädigungen haben dann erst Bedeutung, wenn sie mehr als die Hälfte der Krone betreffen. Die unteren Frontzähne sind wichtiger als die oberen (Wendelstadt, Klestadt[40]). Klestadt[41] misst dem Gebiss größere Bedeutung bei, da die Zunge sich leichter anpassen kann als die starren Teile, die an der Lautbildung mitwirken. Es kommen für ihn alle an der Lautbildung beteiligten Faktoren in ihrer Quantität und Qualität in Betracht, z. B. auch die zu ihnen gehörenden automatischen sensorischen Kontrollen durch Gehör und Gefühl, die psychischen Sprachanteile, die Intelligenz, die Aufmerksamkeit, psychomotorische Gelehrsamkeit oder Nachahmungslust. Norm oder Anomalie des Lautgebildes hängen ab von dem aus sämtlichen Faktoren resultierenden Kräfteausgleich (auch bei Herold [42]).

Knobel[43] hat 1939 unter 830 S-Störungen 438 Abweichungen (52,6 %) ermittelt und betont, dass kleine Anomalien keine Berücksichtigung fanden und somit die Zahlenangaben viel zu niedrig sind. Dagegen zeigten 200 Normalsprechende nur 52 (26 %) pathologische Bisse. Bei normalen Bissverhältnissen kommen Fehlbildungen der Zischlaute mathematisch überhaupt nicht vor. Knobel schließt neuerlich, dass Kiefer- und Zahnstellungsanomalien zu Sigmatismen prädisponieren, aber nicht deren einzige Ursache sind (Arnold[44]).

In einer audiometrischen Untersuchungsreihe über den Zusammenhang von Hörschärfe und Aussprache konnte Arnold diese anderen Ursachen nachweisen. Die Einflüsse der Zahnstellungsanomalien auf die Sprache wurden durch weitere ungünstige Umstände vergrößert. Sheridan betont nach Arnold ein Gleiches.

Angaben nach Arnold[45]:
1. Von 1117 untersuchten Patienten litten 546 (48,9 %) an Sigmatismen.
2. Von 546 Sigmatikern hatten 269 (49,3 %) Zahnstellungsanomalien.
3. Von 571 Nicht-Sigmatikern zeigten nur 84 (14,7 %) Zahnstellungsanomalien.
4. Von 353 Patienten mit Zahnstellungsanomalien sprachen des Weiteren
   a) 23,8 % die S-Laute normal aus, bei der Mehrzahl lagen keine sonstigen pathologischen Befunde vor.
   b) Die zweite Gruppe von 269 (76,2 %) Patienten ließ Sigmatismen erkennen, bei 229 noch weitere pathologische Zustände: Hörstörungen (133), Intelligenzrückstände (16), Sprachentwicklungsstörungen (16), Nervenleiden (14), erbliche Einflüsse (10), Imitation (5) und motorische Ungeschicklichkeit (5); die Verbindung von Schwerhörigkeit und Zahnstellungsanomalie führt also in über 90 % der Fälle zu Sigmatismen (Heidbrede, Arnold)*. Auch die mangelhafte musikalische Begabung vermehrt den Einfluss einer Zahnanomalie auf die S-Bildung.

Unsere Erfahrungen ergeben eine Parallele zu Arnold besonders in Bezug auf Koppelungen mit weiteren pathologischen Zuständen. So zeigten von 169 Sigmatikern 56 (33 %) neben dem Sigmatismus noch andere Befunde (s. Tab. 9).

In 29 Fällen (51,8 %) von 56 war für die Therapie der Sigmatismus sekundär. In Verbindung mit Stellungsanomalien konnten lediglich 7 S-Störungen in weiteren Koppelungen ermittelt werden (12,5 %). Das erklärt sich aus der nebengeordneten Sicht auf diese Anomalien und daraus, dass nur ausgeprägte Formen registriert sind. Ebenso fand sich nur 4-mal Innenohrschwerhörigkeit, weil lediglich die Reaktionen der Praxis maßgebend waren, also die normale Hörfähigkeit, wenn nicht die Befragung in der Anamnese einen Hinweis ergeben hatte.

---

*   s. a. die Bestätigung bei Brahm[46] und Rethmann[46a].

Drei Fälle zeigten die Verlagerung der Artikulationsstelle nach der Seite des geschädigten Ohres (Arnold[47]), bei sehr starker Prognathie und Poltern nach (angeblich) kindlichem Stottern, bei leichtem Poltern bzw. ohne sonstigen Befund, der vierte fast multiples Stammeln bei allgemeiner Debilität.

Auffallend ist die auch von Arnold[48] erwähnte Verbindung von Sigmatismen und Stimmstörungen in 5 Fällen (2,9 %) bei gemeinsamer hyperkinetischer Grundlage. Wie weit sich die Sigmatismen (addentalis mit Innenohraffektion) ätiologisch als Begründung für Stimmstörungen erweisen, kann im Rahmen der vorliegenden Arbeit nicht entschieden werden.

Die Koppelungen mit weiteren pathologischen Zuständen belegen ein Überwiegen der Männer.

Tab. 9: Sigmatismen und weitere Befunde (Männer/Frauen)

a) Männer

Atmung	Einsatz	Verlagerung d. Artikul. basis	Stimmschäden	Dialekt	Psych. Hemm.	Stottern	Sonstige Störungen
3	3	8 (2 mit offenem Biss oder Lückenstellung; 1 mit Dialekt; 1 starke Prognathie; 1 Rhinolalia aperta u. Ansatz zum Poltern)	3 (bei hyperkinetischer S-Bildung)	6 (1 mit off. Biss; 1 mit Prognathie u. Einsatzfehlleistungen)	5	7 (1 mit offenem Biss)	9 (4 nervöse Störungen; 1 motor. Ungeschicklichkeit mit Innenohrschwerhör.; 1 Innenohrschwerhör. m. Progenie u. kindl. Stottern; 1 Innenohrschwerhörigkeit m. Poltern (Sigm. add.); 1 motor. Ungeschicklichkeit; 1 Innenohrschw.)
3	3	8	3	6	5	7	9

gesamt: 44

b) Frauen:

Atmung	Verlagerung d. Artikulationsbasis	Stimmschäden	sonstige Störungen
2	4 (davon 2 mit Dialekt oder Atmungsfehlleistungen)	2 (hyperkinetische S-Bildungen)	4 (1 Lähmung der rechten Seite; 1 nervöse Störung; 2 motorische Ungeschicklichkeit)
2	4	2	4

gesamt: 12

Walter Hohn[49] hat die Bedeutung der Frontzähne für die Lautbildung untersucht und an einer oberen und unteren Prothese die Schneidezähne so verschieden schleifen lassen, dass nach seinen Angaben alle Zahnumbildungen berücksichtigt wurden, die auch bei den künstlichen Deformierungen der Gebisse der Naturvölker vorliegen, mit dem Ergebnis, dass die künstliche Verunstaltung des Gebisses, Entfernung oder Defekte der Frontzähne, die Lautbildung verändert. Die Zunge muss von der normalen Artikulation abweichen und für bestimmte Laute müssen andere Sprechwerkzeuge zu Hilfe genommen werden (s. a. Herold[50] *, Wild[52]).

Hohns Ergebnis ist in der zahnärztlichen Praxis allgemein nachweisbar. Bei Brücken- oder Plattenzahnersatz entstehen oft Störungen, die insbesondere die Zischlaute betreffen (u. a. Gutzmann[53]). Allgemein gewöhnt sich der Patient an die neue Situation, und die S-Laute schleifen sich ohne therapeutische Hilfe ein. Herold[54] hebt hervor, dass im Gegensatz zum normalen Sigmatismus der Fehler sofort selbst akustisch wahrgenommen wird und eingeglichen werden kann.

Die immer wieder geforderte und vertretene Zusammenarbeit von Zahnarzt und Sprecherzieher hat hier ein weites und dankbares Arbeitsfeld. Hinweise für die sprechfunktionelle Gestaltung der Prothese gibt Balters. Besonders unangenehm – er sammelte Erfahrungen an sich selbst – wird die Glätte der Prothese empfunden, die der Zunge nun keine Orientierungsanhalte mehr gibt. Er verlangt daher eine

---

* Herold[51] bemerkte bei der Entfernung einer unteren Schneidezahnbrücke, dass der S-Laut deutlich weicher wurde. Der Lippensaum ersetzte die Zahnschneiden. Durch starkes Abziehen der Unterlippe nach unten aber entstand ein Geräusch, das keinen S-Charakter mehr hatte. Herold nimmt dies als Beweis, dass der das S charakterisierende Klang nicht zwischen Zunge und Gaumen, sondern an den Zähnen entsteht.

Einarbeitung der Rugae palatinae (s. a. Herold[55]). Ähnliches stellt u. a. Fuhr[56] fest und empfiehlt zumindest Anrauhen der Prothese in Gegend der Gaumenfalten. Ein Artikulationswulst hinter den oberen Schneidezähnen kann für die Zunge die alten Verhältnisse rekonstruieren helfen. Schluss der Molarenreihen und die Schaffung des annähernd normalen Raumes für die Zunge werden ebenfalls als für die Zischlautbildung wichtig genannt.

Russel W. Tench[57] bezieht sich besonders auf die Erhaltung der normalen Raumverhältnisse für die Zunge.

Walther Wild[58] führt die Sprechstörungen durch eine Prothese auf drei Ursachen zurück, auf ungenügenden Halt der Prothese, auf die genannte Verengung des Zungenraumes und auf fremdartige Formen der Prothese an den phonetischen Artikulationsstellen.

Neumann[59] will das Lispeln, das durch die fehlende senkrechte Artikulation, die er für die S-Lautbildung für nötig hält, entsteht, durch Korrektur der Prothese beheben und glaubt durch Vor- bzw. Zurücksetzen der Zahnreihen das Übel leicht zu beseitigen.

Nicht vergessen werden darf das psychische Moment, das sich aus der Sprachstörung ergibt und das Voreingenommenheit gegen jede Prothetik erzeugt, weil auch der kosmetisch noch so günstig gearbeitete Ersatz akustisch doch als Prothese auffällt. Wie weit solche Assoziationen gehen, versucht E. Heinrich[60] darzulegen*.

Um konstruktive Mängel zu beheben, empfiehlt er gleichfalls Anrauhen der Platte, Schaffung eines Artikulationswulstes und Berücksichtigung des notwendigen Raumes für die Zunge neben Schluss der seitlichen Zahnreihen[62]. Auch nach Heinrich ist ein Absatz, ein deutlicher Übergang zwischen Schneidezähnen und Plattenmasse wesentlich (s. Abb. Nr. 7 und 8)[63].

Arnold[64] fasst die Konstruktionsfehler folgendermaßen zusammen:

---

*   Vgl. hierzu auch Wild, Abschnitt: Die Psychologie in der Prothetik. (W.s Ausführungen über die Lautbildung[61] kann sprechkundlich dagegen nicht gefolgt werden. Velumabschluss bei Vokalen und damit Verzicht auf eine gesunde Nasalität ist seit 1938 nicht mehr haltbar. Ebenso weicht nach seinen Abbildungen die Zunge von der für die deutsche Hochlautung wesentlichen Artikulationsbasis ab. Die fotografischen Lautdarstellungen zeigen zu geringe Öffnungsweiten bei unnötigen Verspannungen.)

1. Zu dicke Alveolarteile bewirken ein Anstoßen mit der Zunge;
2. zu dünne geben nicht die gewohnte Anlagefläche;
3. für die Orientierung der Zunge sind Nachbildungen der Rugae palatinae notwendig;
4. seitliche Klammern und Brückenteile beeinträchtigen die Bewegungen der seitlichen Zungenränder;
5. zu dicke Gaumenteile vermögen den Zungenrücken zu stören;
6. unrichtig geformte erste Prämolaren werden wie Fremdkörper empfunden und behindern die Zunge;
7. eigene Zähne dürfen nicht verdeckt werden, weil sie sonst der Zunge nicht als taktile Orientierungspunkte zugänglich sind;
8. die oberen Frontzähne sollen den Rand der Oberlippe nicht überragen und nicht zu weit von ihr entfernt sein.

Zur logopädischen Kontrolle kann eine einfache Überprüfung der Prothese nach Ackermann vorgenommen werden:

1. Zu lange Prothesen stören die Funktion des weichen Gaumens. Man lässt den Vokal A sprechen und kontrolliert, ob der Zahnersatz mit dem Übergang zum weichen Gaumen abschließt. Das Gleiche kann mit dem Nasenblaseffekt nach Hauptmeyer erzielt werden. Durch Blasen mit zugehaltener Nase wird eine zu lange Prothese vom Gaumen abgehoben.
2. Durch Wörter mit Zischlautanhäufungen, z. B. Mississippi, kann man die Bisshöhe, normal 1 bis 2 mm, überprüfen.
3. Der Konsonant L dient zur Kontrolle des Breitenabstandes der Backenzähne. Die Artikulation ist nur bei richtiger Größe des Raumes normal.
4. Die Stärke der Platte direkt hinter den Schneidezähnen lässt sich durch Artikulation von N ermitteln (vgl. Heinrich[65]).

Barczinski geht für die Erklärung der Zusammenhänge zwischen Zahnanomalie und Sigmatismus neue Wege (Herold[66]). Er untersuchte eine große Zahl von Kindern und fand eine hohe Prozentzahl von frontal offenen Bissen und bei etwa 50 % Sigmatikern Rachitis. Barczinski sieht eine gemeinsame Ursache für Zahnstellungsdeformitäten und pathologische Funktion der Zunge vor allem in Kalkwechselstörungen, insbesondere bei Rachitis und möglicherweise auch bei längerem Bestehen hypertrophischer Rachenmandeln und Gaumentonsillen. Er sucht also nach einer gemeinsamen Genese von Zahnstellungs- und Sprachanomalien, findet aber nur eine gemeinsame Erklärung für den offenen Biss (Herold[67]). Knobel[68] ergänzt, dass durch die Häufigkeit der Rachitis das Ergebnis sehr fraglich erscheinen muss.

G. Heinrich[69] schreibt bereits im Jahre 1921, dass nirgends das phonetische Moment so deutlich hervortritt, wie bei einer Neuanpassung der Zunge und Lippen an einen Zahnersatz. Nicht allein im Kosmetischen sollte (für den Orthodonten) der Erfolg einer mühsamen und langwierigen Behandlung liegen, sondern die phonetischen Studien müssen die Richtlinie bilden. Sie bedingen die normalen Verhältnisse.

Heinrich wendet sich damit an den Sprechwissenschaftler, der als Sprecherzieher die Erkenntnisse der Lautforschung in die Schallform hygienisch und lautrichtig umzusetzen vermag.

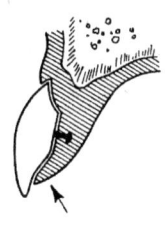 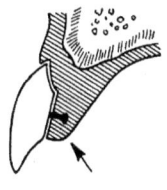

Abb. 7 Abb. 8

Die Platte geht palatinal zu weit vor; die Zunge rutscht bei der Lautbildung ab. Eine fühlbare Stufe ist notwendig, um der Zunge bei der Lautbildung einen Halt zu geben.

W. Rosenthal[70] erhebt die Forderung nach einer klinischen Zusammenarbeit zwischen Zahnarzt und Sprecherzieher und verweist auf Institute in Frankreich, Amerika und der UdSSR. Wenn Rosenthal sich im Speziellen auch auf die Versorgung der totalen Gesichts- und Kieferspalten und nicht direkt auf Zahnstellungsanomalien bezieht, so besteht doch für den Zahnarzt genügend Gelegenheit, menschlich wertvolle Dienste bei Sprachgestörten zu leisten (Meder und Reichenbach[71]) in Verbindung mit dem fachlichen Sprecherzieher.

Die Wiederermöglichung des ungestörten Sprechens (neben der Wiedererlangung des Kauvermögens und der Wiederherstellung des guten menschlichen Gesichtsausdruckes durch die Prothetik) bedeutet eine Wiedererlangung des Lebenswillens und der Lebensfreude. Es gibt kaum eine schönere Aufgabe (Wild[72]).

3.2.2 Weitere Einflüsse

Neben den Zahnstellungsanomalien sind für die Ätiologie der Sigmatismen weitere Einflüsse zu berücksichtigen. Erwähnt ist bereits Innenohrschwerhörigkeit, der besonders Arnold[73] wesentliche Bedeutung beilegt. Auch bei später auftretender

Schwerhörigkeit oder Taubheit machen sich nach seinen Angaben S-Störungen in Form leichter Stumpfheit des Lautes früher bemerkbar als Störungen anderer Sprachlaute. Taubstumme leiden ausnahmslos an auffälligen Sigmatismen.

Störungen der Sprachentwicklung und motorische Ungeschicklichkeit (Arnold[74], Führing-Lettmayer[75], Kramer[76], auch Kiehn[77], Kistler[78] u. a.) wurden genannt, ebenso akustische Aufmerksamkeitsmängel (Arnold[79], Führing-Lettmayer[80] u.a.).

Arnold[81] führt weiterhin erbliche Einflüsse an. Josefine Kramer[82] bemerkt einschränkend, dass nur gewisse Dispositionen erblich sind, und Fröschels[83] warnt mit Gutzmann davor, Sprachstörungen vorschnell als erblich zu bezeichnen, weil in vielen Fällen Nachahmung eine entscheidende Rolle spielt. Für Fröschels[84] steht (nach seinen Untersuchungen an lateralen Sigmatismen) die Wahrscheinlichkeit der Erwerbung des Fehlers durch Nachahmung vor erblichen Einflüssen.

Bereits vom zweiten Lebensjahr ab muss deshalb das Kind eine grammatisch einwandfreie Sprache mit einem reichen Wortschatz von den Erwachsenen hören (Kaminski[85]). Die Sprache des Kindes hat die größte Aussicht gut zu sein, wenn das Beispiel stets gut ist (van Dantzig[86]).

In einer Zusammenstellung der für die S-Bildung hemmenden Faktoren führt Josefine Kramer[87] ferner an:

Geistesschwäche (hierbei vielfach Sigmatismus interdentalis); mangelhaften kinästhetischen Sinn, der besondere Schwierigkeiten in der Therapie schafft, da alle willkürlichen Bewegungen nur mit entsprechendem Muskelsinn und Muskelgefühl ausführbar sind;

adenoide Vegetationen, hypertrophische Rachen- und Gaumentonsillen, kurzes oder gespaltenes Gaumensegel, hoher Gaumen; Hyperrhinolalie (die indirekt zu interdentalem Sigmatismus führen kann, auch zum Sigmatismus nasalis);

Diphtherie, schwere Anginen, verschiedene Infektionskrankheiten, depotenzierende Erkrankungen, durch die Sigmatismus nasalis entsteht (Stern);

psychische Momente (dabei haben asoziale Einstellungen, Unaufmerksamkeit aus Willensschwäche u. a. eine geringe Bedeutung, wenn sie nicht psychopathischer Natur sind).

Auf die psychischen Ursachen gehen Führing-Lettmayer[88] ein, ohne den Vorbehalt Kramers aufzunehmen.

Mit einer gewissen Skepsis darf wohl der Steinschen Theorie der inneren Verwandtschaft von Stammeln und allgemeiner Lautgesetzlichkeit begegnet werden (Trojan[89]), die Stein 1949 wieder aufgreift nach einer erstmaligen Veröffentlichung vor 24 Jahren. Dabei sollen die beim Stammeln beobachteten Lautveränderungen denen aus der historischen Lautlehre konform sein und je nach dem zeitlichen Querschnitt als Sprachstörung im Sinne des Stammelns oder als normale Lauterscheinung gelten.

Der Sigmatismus beruht also auf einer Veränderung der Artikulationsbasis (Mošcisker[90]), die sich hier besonders akustisch bemerkbar macht. Stein[91] lehnt die allgemeine Erklärung der Sigmatismen als Ungeschicklichkeit ab und stützt, wie auch beim universellen Stammeln, eine asoziale Einstellung des Patienten für die Ätiologie.

Weiterhin zu berücksichtigen ist nach unseren Erfahrungen die Einwirkung von Abspannungszuständen auf die S-Laute. Gegen Ende der Studiensemester war häufig ein Übergang von normalen Lautungen in Fehlleistungen (add.) zu verzeichnen, die besonders bei apikalem S fast mit Regelmäßigkeit auftraten und erst in der vorlesungsfreien Zeit ohne Behandlung wieder abklangen.

Wesentlich müsste auch eine Parallele zu dem ganze Völker bis ins tiefste erschütternde Trauma des letzten Krieges mit seiner kaum noch zu steigernden Häufung körperlicher und seelischer Anspannungen gezogen werden. Obwohl auch in dem von uns beobachteten Personenkreis eine Verstärkung der Sigmatismen nach 1945 vorhanden ist, lässt die Zahl der untersuchten Fälle und die nicht rechtzeitige Beachtung dieses Problems keine Rückschlüsse zu.

Ebenso kann das gelegentlich auch von Richard Wittsack erwähnte Umsprechen des S-Lautes im Rahmen unserer Untersuchung wohl als hypothetische Anregung erwähnt, nicht aber behandelt werden.

3.3 Die Anamnese

Nach den Ausführungen über die Bewusstheit der Störungen gewinnt die Anamnese für die Therapie der Sigmatismen, deren Umwandlung sich bereits hier anbahnt, besondere Bedeutung. Ohne das Wissen um die Einwirkung des Leidens auf die Gesamtpersönlichkeit kann nur eine Oberflächenkorrektur vorgenommen werden, niemals aber eine wirkliche Umerziehung des Patienten.

In der Literatur finden sich wenig Anhalte (u. a. bei Fröschels[92]), wenn auch bei allen klinisch behandelten Fällen eine Anamnese angenommen werden muss.

Die allgemeine Befragung hat die Ergründung der bereits vorhandenen seelischen Belastungen mit allen Begleitumständen und Reaktionen einzubeziehen. Ein bestimmter Ablauf ist nicht erforderlich. Der Behandler wird mit wenigen Fragen auskommen. Das Wesentliche ist, aus dem Gesamteindruck der Persönlichkeit des Sprachkranken das Eingleichen der Depression als wichtiges Therapiemoment schon bei dieser Befragung vorzubereiten.

Damit wird die Anamnese aktiver Bestandteil der kombiniert-psychologischen Therapie.

3.4 Die Diagnose

Die Sigmatismen fallen durch die Klangabweichung von der Norm sofort auf. Es sind zuerst die beiden erwähnten Hauptgruppen auseinanderzuhalten: orale Sigmatismen durch falsche Zungenfunktion und nasale Sigmatismen durch falsche Gaumenfunktion.

Orale Sigmatismen lassen sich durch Gehör, Gesicht und Getast diagnostizieren.

Ein Sigmatismus interdentalis klingt anders als ein Sigmatismus lateralis oder stridens.

Sigmatismus interdentalis und gelegentlich auch lateralis sind optisch erkennbar. Die Zunge ist zwischen den Zahnreihen sichtbar, mitunter tritt ein Verziehen des Mundes auf.

Grundsätzlich muss durch die Richtung des Luftstromes die Lage der Zunge ermittelt werden.

Behelfsmäßig kann man den befeuchteten Handrücken oder Finger möglichst nahe am Mund vorbeiführen, gegebenenfalls auch einen Mullfaden, der vom Luftstrom dann bewegt wird, verwenden (Klestadt[93]), oder den Finger an den geschlossenen Zahnreihen von einer Seite zur anderen gleiten lassen. Der Klang des S-Lautes verändert sich, wenn der Finger vom Luftstrahl getroffen wird (Nadoleczny[94], Kramer[95]).

Auch das Sigmatismusröhrchen Gutzmanns findet Anwendung[96]. Hierbei können Fehlerquellen auftreten, weil Kinder geneigt sind, dem Röhrchen mit dem Munde zu folgen oder die Zungenstellung so zu verändern, dass der Luftstrahl in das Röhrchen gelenkt wird (Führing-Wurst[97]).

Heidbrede[98] beschreibt ein Behelfsabhörinstrument aus einer Zigarrenspitze und einem Trichter. Allgemein wird das Abhören mit Hilfe eines Hörschlauches erwähnt (Stein[99], Nadoleczny[100], Arnold[101], Führing-Lettmayer[102]). Dieser Hörschlauch besteht aus einem oder auch, durch ein Gabelstück vereinigt, zwei etwa 3/4 m langen Gummischläuchen, deren eines (gemeinsame) Ende mit einem Glasröhrchen von 3 bis 5 mm lichter Weite (Stein[103]) oder mit einem Strohhalm versehen ist, deren andere Enden in je eine Olive (zum Einführen in den Gehörgang) oder in Kopfhörer (ohne Verbindungsbügel) auslaufen.

Glasröhrchen oder Strohhalm werden an den Zahnreihen des Patienten entlang geführt. An den Stellen des Luftaustrittes macht sich ein verstärktes Geräusch bemerkbar und im Ohr durch das direkte Auftreffen des Luftstromes auf das Trommelfell spürbar (Führing-Lettmayer[104]).

Der Hörschlauch konnte in der Anwendung durch ein spezielles Hörgerät (Krech[105]) ersetzt werden, das aus einem handelsüblichen Stethoskop durch Aufschrauben eines konischen Ansatzstückes, dessen vordere lichte Weite bis auf ca. 1 mm verengt ist, entwickelt wurde.

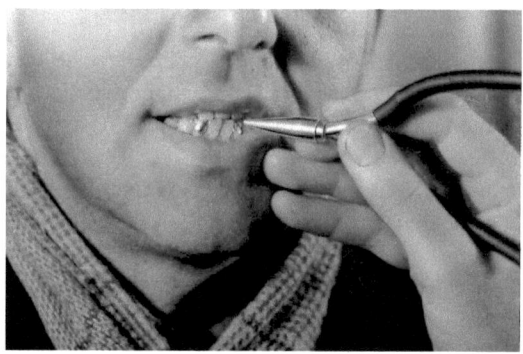

Abb. 9

Die Ansatzstücke lassen sich bequem sterilisieren. Weitere Vorteile bestehen in der leichteren Handhabung und in dem Gewöhntsein der Patienten an diese üblichen Geräte der ärztlichen Praxis.

Die nur 1 mm große Öffnung der Ansätze bietet die Gewähr, alle Nuancierungen des Luftaustrittes nicht nur lateral, sondern auch nach der Höhe genau zu erfassen. Abzuhören ist am inneren Lippenrot, unmittelbar vor den Zähnen (Fröschels[106], Herold[107]). Das ergibt genauere Resultate als das Abhören am äußeren Lippenrand.

Mit Hilfe des Hörschlauches oder des Hörgerätes kann man den Luftstrom unter Verwendung einer Mareyschen Kapsel auf einem Kymografion aufzeichnen. Durch Koppelung der Zeitschreibung mit einem akustisch zusätzlich markierenden Metronom ergibt sich eine genaue Bezeichnung des Ortes des Luftaustrittes in Bezug auf die einzelnen Zähne. Solche Aufnahmen sind u. a. bei Arnold[108] mit entsprechenden Erläuterungen zu finden.

Bei allen Formen der lateralen Sigmatismen lässt sich die Stelle des Luftaustrittes durch den Klopfversuch (Führing-Wurst[109]) feststellen. Während der Artikulation des S klopft man an die Wange und zwar von der Mitte bis in die Nähe des Mundwinkels. Die Stelle des Luftaustrittes erkennt man durch das Unterbrechen der S-Bildung. In gleicher Weise wird das gestörte Sch [ʃ] untersucht.

Auch der Wangenversuch nach Arnold[110], ein wiederholtes Abziehen der Wange, ist möglich.

Nasale Sigmatismen können akustisch und bedingt optisch wahrgenommen werden.

Das einfachste Untersuchungsmittel ist ein Taschenspiegel*. Bei der Artikulation des S-Lautes wird ein Spiegel unter die Nase gehalten. Entströmt der Nase Luft, so beschlägt der kalte Spiegel (u. a. Kramer[113], Führing-Lettmayer[114]).

Auch ein Hörschlauch oder ein Hörgerät mit angesetzter Nasenolive sind zu empfehlen, unter Umständen wieder in Verbindung mit dem Kymogramm.

Nasales Blasen entsteht in der Nase, velares Schnarchen in der Enge zwischen unvollständig gehobenem Gaumensegel und hinterer Rachenwand, pharyngeales Reiben zwischen Zungengrund und Rachenwand und laryngeales Fauchen im Kehlkopf (Arnold [115]).
Die Störungen der S-Laute sind hierbei nicht einheitlich.

---

*   Ähnlich die Spiegelprobe von Czermak (u. a. Stein[111], Führing-Lettmayer[112]).

Der Einfluss der Nasalität auf die Fehlleistung ergibt sich durch Zuhalten der Nase. Verschwindet die nasale Beimischung und wird ein normales S gebildet, so ist der Nasenversuch positiv. Im Gegenteil, bei keinerlei Klangveränderung (negativer Nasenversuch), kann angenommen werden, dass der Fehler nicht mit einer falschen Nasenresonanz zusammenhängt. Schließt die Zunge (wie bei n und ng) den Mundweg aus, so entsteht bei zugehaltener Nase ein T oder K, der Nasenversuch ist normal.

Die Bedeutung der Zungenstellung erhellt aus dem Vorstrecken der Zunge. Solange sie an der Lautbildung unbeteiligt ist, zeigt sich keine Klangveränderung (negativer Zungenversuch). Ist die Zunge aber, wie normal, an der Lautbildung beteiligt, so ist deutlich eine Klangvariation wahrnehmbar, der Zungenversuch ist positiv (Arnold[116]).

Die laryngealen Formen sind schließlich mit dem Kehlkopfspiegel, dessen Gebrauch dem Facharzt vorbehalten bleibt, nach Arnolds[117]) Ausführungen leicht auseinanderzuhalten.

Weitere Hilfsmittel der Diagnose bieten sich in den Verfahren der Linguografie (Herold[118] u. a.) und der Palatografie.

Bei Anwendung des Grütznerschen Verfahrens wird der Zungenrücken mit einer Karminlösung bestrichen. Bei der Artikulation des S überträgt sich die Farbe in den Berührungsstellen auf den Gaumen. Gutzmann hatte den Gaumen eingefärbt und so die Projektion des Bildes auf der Zunge erhalten. Reichenbach[119] gibt der Grütznerschen Methode für den Zahnarzt den Vorzug, da gleichzeitig Zahn- und Kieferverhältnisse berücksichtigt werden und im Bilde erscheinen.

Der Allgemeinpraxis stehen Linguografie und Palatografie nur am Rande und in Ausnahmefällen zur Verfügung, ebenso wie die Techniken der Kinematografie und der Röntgenografie.

Hervorzuheben ist die Bedeutung der Röntgenaufnahme. Die Zunge lässt sich gut kontrastieren.

Immer ist bei der Diagnose der Mensch in seiner Ganzheit zu beachten, ein Grundsatz, der in der allgemeinen Medizin längst Eingang gefunden hat und der für die Logopädie volle Gültigkeit besitzt (Stein[120], Flatau[121], u. a. a. Wild[122]).

Wir nehmen nicht eine Oberflächenkorrektur vor, sondern einen Akt der Umerziehung.

Alle Verkrampfungen und Verspannungen, soweit sie peripher in Erscheinung treten oder psychisch erspürt werden können, verlangen eine Berücksichtigung.

Nach der eingehenden Anamnese wird in der Diagnose die Therapie weiter vorbereitet und oft bereits begonnen.

Die Diagnose ist damit wie die Anamnese aktiver Bestandteil der kombiniert-psychologischen Therapie.

3.5 Die Prognose

Nach Arnold[123] ist die Prognose der Sigmatismustherapie sehr gut, wenn der Patient intelligent, geschickt, aufmerksam und ausdauernd ist.

Auch Nadoleczny[124] und Wagener[125] machen ähnliche Feststellungen, wenn auch mit der Einschränkung „im allgemeinen" und Bezug auf Aufmerksamkeit und Fleiß bei der Übungsbehandlung.

Wagener[126] berichtet unter den von ihm behandelten Lisplern von gelegentlichen Rückfällen, während Arnold[127] Misserfolge nur auf Nichtbeachtung der grundlegenden Therapievoraussetzungen (Einübung eines neuen Lautes) und auf mangelnde Energie und Geschicklichkeit des Patienten bzw. ungünstige Haltung der Umgebung zurückführt.

Flatau[128] schreibt nach allgemeinen Erörterungen, dass die sprachärztliche Behandlung zu den dankbarsten Aufgaben der Phoniatrie gehört, von den Schwierigkeiten, dass es nämlich etwas anderes ist, den Laut isoliert zu bilden und ein anderes, ihn in der Sprache zu ungezwungenem und automatischem Gebrauch einzubauen.

Josefine Kramer[129] bezeichnet die Prognose als im Allgemeinen gut.

Im Gegensatz hierzu hält Imhofer[130] nach eigenen Erfahrungen den Sigmatismus durchaus für kein so dankbares Behandlungsobjekt wie die Lehrbücher und Publikationen angeben und berichtet, dass „manche Sigmatismusfälle der phoniatrischen Therapie gegenüber recht renitent" sind. Ähnliches belegt Esti Freud[131].

Bereits F. Otto[132] verzeichnet, dass nicht in allen Fällen eine gänzliche Heilung möglich sei, und Coën[133] betont, wie äußerst mühsam und zeitraubend die gymnastische Therapie des Stammelns ist. Auch Christian Winkler[133a] vertritt eine gleiche Ansicht, ebenso Alexander Kube [133b].

Unsere Ergebnisse stützen besonders Imhofer: 3,6 % negative Verläufe und 26% mit noch gelegentlichen Fehlleistungen, die allerdings bei minder strenger Beurteilung auf der Seite der Positiva stehen können.

Eine Begründung geben die Ausführungen Arnolds, Nadolecznys, Wageners und Flataus. Allerdings scheiden für uns, vielleicht durch Zufall, für den Zeitraum der Behandlung Ungeschicklichkeit nahezu aus und durch den behandelten Patientenkreis fast ganz mangelhafte Intelligenz. In den Vordergrund treten Aufmerksamkeit und Fleiß, mit anderen Worten die Mitarbeit der Behandelten und ihre Konzentrationsfähigkeit. Sicher mag in einigen Fällen obligatorischer Behandlungsaufnahme die Aufgeschlossenheit für die Therapie gefehlt haben, im Allgemeinen jedoch ist speziell für die Sigmatismen besonders bei den Studierenden eine ungünstige Ausgangslage durch starke Ablenkung und mangelhafte Konzentrationsfähigkeit infolge ihres Studiums vorhanden. Deshalb konnte bei Nichtstudierenden mit ziemlicher Sicherheit die Prognose im Sinne der allgemeinen Literaturangaben gestellt werden, während bei Studierenden eine Einschränkung gemacht werden musste, die auch in die Vorlesungen über Stimm- und Sprachstörungen bzw. über die Grundlagen des Sprechens mit hereingenommen wird: Entscheidend ist die Mitarbeit des Patienten.

Die Behandlungszeiten der Nichtstudierenden sind kürzer, die Behandlungsergebnisse fast durchgängig positiv. Folgende Einschränkung erscheint damit gerechtfertigt: Die Prognose der Sigmatismen ist nur bei entsprechender Mitarbeit des normal intelligenten und normal motorisch-geschickten Patienten günstig. Bei arbeitsmäßiger Überlastung, bei mangelhafter Konzentrationsfähigkeit und damit ohne vollwertigen Willenseinsatz des Behandelten ist ein Erfolg der Therapie infrage gestellt.

Auch nach unseren Erfahrungen lässt sich Arnolds[134] Ansicht einer Frühbehandlung noch kurz vor Schuleintritt bestätigen, ebenso die These, dass geheilte Sigmatiker möglichst nicht in die Umgebung nicht behandelter S-Fälle ohne Kontrolle entlassen werden sollen, um Rückfälle auszuschließen.

3.6 Die Therapie

Eine grundlegende psychologische Einwirkung auf den Patienten, eine Behandlung der Gesamtpersönlichkeit, ein Eingehen auf seine Depression und seine erschütterte Stellung in der Gesellschaft ist schon in den ersten Therapien unserer Berichtszeit nachweisbar. Sie ist in den Anamnesen, den Diagnosen, den Mitteln der Behandlung und in der Auswahl der Texte verankert. Besonders deutlich macht sich das Streben bemerkbar, sobald als möglich zum Ganztext zu gelangen und damit den Einbau des Lautes und die psychologische Stärkung der Bewusstheit des Könnens zu sichern. Ganztexte sind durchschnittlich zwischen der zweiten und dritten Sitzung eingefügt worden, Wortblöcke und Einzelsätze noch früher.

Oft fand die eingehende Lautphysiologie, meist die Umstellung vom apikalen zum dorsalen S, durch Lichtbilder Unterstützung, während Behandlungen von Kindern von den in der Literatur bekannten lustbetonten suggestiven Vorübungen ihren Ausgang nahmen.

Bei der Berichtigung der dorsalen S-Bildung gab Richard Wittsack[135] die weitere Anleitung, den Zungenkörper ständig nach vorn zu drücken.

Als Grundlagen der Behandlung müssen die Anamnese und Diagnose und die Lautableitungen nach vorheriger Lautphysiologie, mitunter im Kreis von bis zu sieben Übungsteilnehmern, angesehen werden. Hier ließ sich im Vergleich zu der wohl immer abgehörten Fehlleistung des anderen der Anfang des funktionellen Hörens erreichen, das nach und nach auf dem Weg über die Motorik und das Muskelgefühl zum Erkennen der eigenen Fehlleistung, zur Berichtigung der falschen Lautassoziation, führte.

Dieses Ergebnis schließt ein noch wesentlicheres Zweites in sich ein, das Gefühl, nicht isoliert zu sein, sondern sich in einer Gemeinschaft zu behaupten und damit, wenn auch fiktiv, den Anschluss an die normalen Sprachabläufe zu halten.

Unsere Ansicht der pädagogischen Berechtigung einer Gruppenbehandlung erfährt durch die Angaben von Führing und Lettmayer[136], die sich auf Arbeiten amerikanischer Autoren aus den Jahren 1947 und 1948 beziehen, eine Bestätigung. Dort hat man, einen Schritt weiter gehend, verschiedene Arten von „Sprachdefekten" in Gruppen zusammengefasst, um so die normale Sprechsituation, wie wir ausführten, das Wieder-herein-Nehmen in eine Sprachgemeinschaft oder das Belassen in der Gemeinschaft, als psychologisches Mittel der Therapie anzuwenden.

Der soziale Prozess der Sprache wird auf dem Wege über die Gemeinschaft am besten beeinflusst. Nach (wahrscheinlich) lautphysiologischen oder auch allgemeintherapeutischen Einzelunterweisungen setzte die Gruppenarbeit in der Anwendung der Sprache in verschiedenen Sprechlagen ein. Den Abschluss bildete die „Anwendung der erlernten Sprechformen für wirkliche Lebenssituationen". Die Versuche wurden bei Erwachsenen (Studierenden) mit Stotterern und in gemischten Gruppen von Stimm- und Sprachgestörten durchgeführt. Über eine Bewährung bei Kindern kann noch nicht berichtet werden.

Zur Lautableitung kam bei der Hälfte unserer Behandlungen die Umstellung auf das dorsale S mit besonderem Hinweis zum Schließen des Bisses in Anwendung, in den anderen Fällen vor allem die Ableitung vom Ich-Laut aus (36 %), während T-Ableitungen, F-Ableitungen, Ableitungen vom stimmhaften S und andere Arten geringere Zahlen aufweisen (z. B. P-S mit stark behauchtem P, nach R. Büttner[137]).

Die Begründung hierfür liegt in Richard Wittsacks[138] Absicht, die Bewusstheit der Störung nicht zu vertiefen und mit möglichst einfachen Mitteln eine Richtigstellung zu versuchen.

Ableitungen vom Ich-Laut ergaben sich aus der Beobachtung, dass dieser Laut durchgängig nicht gestört ist und sich wegen der physiologischen Verwandtschaft unter den genannten Grundvoraussetzungen gleichfalls anbietet. Dabei eröffnet der Vokal I sowohl im „Ich" als im anschließend gesprochenen „Is" eine günstige Möglichkeit der Verbindung zum Ch [ç] und zum S, auch wegen der (hier vertretbaren)* Anregung zum Lippenbreitzug.

Das Abwenden vom Schließen des Bisses, d. h. dem bewussten Hinweis auf eine Art Kopfbissstellung, entwickelte sich aus der oft eintretenden Verkrampfung, so dass später eher ein Hinweis auf die normale Zubissstellung im Sinne der Kaumethode (Fröschels[139]) oder des wirklichen Kauens von Gebäckstückchen oder Ähnlichem (Führing-Lettmayer[140]) erfolgte.

Insgesamt müssen 97 Behandlungen, wenn auch mit starker psychologischer Fundierung (57,4 %), den aktiven Behandlungsmethoden zugerechnet werden, während 72 Therapien (42,6 %) zu der kombiniert-psychologischen Methode gehören.

Passive Behandlungen fehlen ganz. Es bedeutet auch keinen Widerspruch, wenn in 22 Fällen (13 %) Sonden Anwendung fanden, wenn 6 Stentsplatten (3,6 %) an-

---
* Nur als Übergangshilfe; neben dem phoniatrisch Negativen ist die Gefahr einer labialen oder stridens Komponente des S-Lautes gegeben.

gefertigt und 13-mal prothetische Hilfen (7,7 %) durch Finger oder Fingernagel, Bleistift, Sigmatismusröhrchen oder Hohlschlüssel gegeben wurden.

Die Hilfen lagen innerhalb einer aktiven Therapie oder auch in einer kombiniert-psychologischen Therapie (z. B. 2-mal Sonde, 4-mal Stentsplatte), sie waren neben der normalen aktiven Lautableitung bei Kindern meist ein Teil der als Spiel empfundenen Übungen, manchmal auch eine Unterstützung der Sch [ʃ]-Ableitung. Stentsplatten dienten durchgängig als Hilfen bei motorischer Ungeschicklichkeit.

Der Gebrauch der Sonden war stets sekundär, um ein bereits Erreichtes bewusster zu machen oder durch Gegensatzreaktionen zu verstärken und geht, von Sch-Fällen abgesehen, auf einen Behandler zurück, dem speziell Kinder anvertraut waren.

Zur Erleichterung des fließenden Lautvorganges hat sich bei jugendlichen Patienten eine suggestive, gleitende Mitbewegung des Fingers im Rhythmus des Sprechens auf dem Tisch, silbenmäßig oder auch im Wortablauf, bewährt.

Für eine unbemerkte genaue Kontrolle der Artikulationseinstellung des gegenübersitzenden Schülers erweist sich die Schrägstellung eines Taschenspiegels als günstig (E. Lötsch[141]). Der Einblick mit Konzentration auf den Lippenspalt erfolgt durch den Spiegel von unten her.

Es empfiehlt sich für die ersten Sitzungen auch eine Unterstreichung der S-Laute im Ganztext, nach S, Z [ts], Sch [ʃ] dem Fall entsprechend differenziert.

Die früher genannten Vorübungen sind fast alle gleichfalls ausgewertet worden (Kramer, Weinert, Rösler)*.

Hinzuweisen ist nochmals auf die Möglichkeit der Anlage eines interdentalen Sigmatismus durch eine phoniatrische Übungstherapie, die zur Berichtigung der Artikulationsbasis mit vorübergehend interdental gebildeten Zahnlauten (N, T) vor dem Erreichen der hochsprachlichen Grundstellung der Zunge auch das S interdental beeinflusst. Dieser Sigmatismus interdentalis konnte in einem Fall nur schwer, in anderen ohne weitere Mühe wieder abgebaut werden.

---

* Gute Erfolge ergaben sich bei einem gymnastischen Wechsel zwischen Lippenbreitzug und -stülpung bei vorher eingestelltem S. Der Laut wird so für den Einbau in die verschiedenen Verbindungen vorbereitet und die Zunge daran gewöhnt, die richtige Lage elastisch innezuhalten. Dabei kann auch eine einfache Tonfolge bei stimmhaftem S mit Terz- und Quintumfang gesummt werden (W. Orthmann[142]).

Genauer ist auf die kombiniert-psychologische Therapie einzugehen:

Unter den 72 Fällen fand die Sigmatismustherapie 6-mal Anwendung im Rahmen der Beeinflussung verschieden schwerer Stotterfälle. Die Konzentration auf den Sigmatismus war als Ablenkung im Sinne der Stottertherapie eingefügt. Ähnlich müssen Atemübungen zur Beruhigung (3 Fälle) eingeordnet werden. In weiteren 5 Behandlungen bestanden schwere psychische Hemmungen und in einem Fall geschah die Therapie neben der einer psychogenen Phonasthenie. Alle anderen Verläufe gehören im strengen Sinne zu der kombiniert-psychologischen Therapie.

Es sei auch hier gestattet, ohne Schematisierung die Grundlagen und notwendig wiederkehrenden Entsprechungen aufzuzeigen. Wie diese Grundlagen in den Behandlungen variieren, mag die Wiedergabe einiger Therapien im Anschluss erhellen.

Schon in der Anamnese wird das Gesamtbild der Störung in der psychischen Auswirkung abgetastet. Die Befragung gibt Gelegenheit, den Patienten für die Therapie in eine vertrauensvolle, aufgeschlossene und günstige Ausgangslage zu versetzen.

Die Diagnose erfolgt bei interdentalen Sigmatismen soweit irgend möglich mit Gehör und Gesicht, bei lateralen Störungen, wenn der Einblick nicht ohne Weiteres zur Diagnose genügt, mit Hörgerät oder mit dem Klopfversuch. Noch in der Diagnose wird die Lautableitung versucht, die im isolierten Laut bei normalmotorischer Geschicklichkeit meist gelingt. Dieser Fortschritt erfährt eine psychologische Auswertung. Eine Aufnahme mit Kondensatormikrofon auf Tonband, wie oben dargestellt, schließt an. Der Therapeut spricht die vorgesehenen Wörter und Sätze vor, der Patient wiederholt zeilen- oder satzweise. Den Abschluss bilden einige Sätze Spontansprechen, meist über die Fahrt zum Behandlungsort oder bei Studierenden über Studienfragen. Je nach Erfolg wird sofort die Auswertung, das Abhören der Aufnahme, angeschlossen oder es wird nicht abgehört, wenn die Leistung – wie durchgängig – schlecht war bis auf isolierte Laute.

Mit einem Hinweis auf die günstige allgemeine Prognose der Sigmatismen bei tätiger, willensbetonter Mitarbeit des Betroffenen und je nach Fall und Eindruck einer entsprechenden Begrenzung der Behandlungsdauer, wird der Patient entlassen.

Die zweite Sitzung nach Ablauf einer Woche bringt meist schon den inzwischen sicher abgeleiteten isolierten Laut, der nun in Wörtern und Sätzen nach dem angefügten Übungsmaterial weiter geübt wird, immer unter dem Gesichtspunkt, das Gefühl des Könnens und des Wiedereinbezogenseins in die Sprachgemeinschaft und in die Gesellschaft zu fördern. Sobald der Kontrast genügend groß erscheint, wird die zweite Aufnahme anberaumt, die bei Gelingen vorgeführt wird. Meist aber ist nach unseren Erfahrungen ein Erfolg nach der dritten oder vierten Sitzung sicherer. Die Auswertung dieses Abhörens hat den Sinn, das Gefühl für den Fortschritt bewusst zu machen und in der Objektivierung des Klangbildes die eigene Leistung einer Kontrolle zu unterziehen. Oft wird bereits nach dem Gehör diagnostiziert, in manchen Fällen auch mit beginnendem funktionellen Hören. Der Patient empfängt Vertrauen, er besinnt sich auf sich selbst, er vollzieht innerlich den Anschluss an die Gemeinschaft. Weitere Aufnahmen in den nächsten Sitzungen sichern und festigen in Richtung auf das akustische Erkennen der Lautrichtigkeit.

Der anschließende Verlauf deckt sich mit den aktiven Therapien psychologischer Fundierung.

Die Einbeziehung der Schallaufnahme als Mittel der Therapie bildet den Kern der kombiniert-psychologischen Methode.

Nach immer wieder nachprüfbaren Versuchen wird in der Aufnahme die eigene Stimme vom Sprecher selbst nicht erkannt, während andere Hörer verhältnismäßig leicht die Beziehung vornehmen können[143]. Schweinsberg[144] bezeichnet das als natürlich; niemand kann „seine Stimme wiedererkennen, weil er sie überhaupt nicht kennt". Zur Objektivierung der eigenen Schallform bedarf es der Schallaufnahme. Alles noch so gute Kopieren von Eigentümlichkeiten der Sprechweise durch den Lehrer kann, auch psychologisch, diese Beweisführung nicht ersetzen. Kopieren ist auf charakterisierendes Übertreiben angewiesen. Es stößt leicht ab, vermindert die Beeinflussbarkeit des Schülers und erzeugt mitunter Gegenreaktionen. Für die stimmbildnerische Arbeit war deshalb seit langem die Anwendung der Schallaufnahme eine Forderung der Praxis.

Schweinsberg[145] nennt als den wahrscheinlich ersten Bahnbrecher W. Reinecke, der schon den Edisonphonographen zu diesem Zwecke benutzte (1922). In den folgenden 30 Jahren wurde mit der Verbesserung der Technik die Anwendung der Schallaufnahme allgemein. Zu Beginn des Unterrichtes lässt sich der Befund im Schalldokument festhalten und ist so jederzeit und beliebig oft als Vergleichsmittel gegenwärtig, um dem Lernenden Fehler oder Verbesserungen greifbar werden zu lassen[146]. Nach unseren allgemeinen Erfahrungen, die Schweinsberg[147] bestätigt, werden an dem akustischen Spiegelbild die Fehler gut erkannt und oft sehr treffend charakterisiert. Die Schallaufnahme wirkt „auf das Ohr ähnlich wie eine

Staroperation auf das Auge"[148]. Nichts ist so fruchtbar, wie das Anhören der eigenen Sprechfunktion[149].

In der Sprachheilarbeit wurde verschiedentlich die Schallaufnahme herangezogen, speziell bei Stimmstörungen und Rhinolalien, bei Stimmstörungen besonders als Dokument für den Lehrer, bei Rhinolalien in unseren Fällen hauptsächlich aus Gründen der kombiniert-psychologischen Therapie. Ähnlich ist die Situation auch beim Stottern. Die Möglichkeiten der unbemerkten Aufnahme sind durch die technische Weiterentwicklung nicht mehr problematisch.

Literaturbelege für den Einbau oder auch nur die Verwendung von Schallaufnahmen bei Sigmatikern innerhalb der Behandlungen als Therapiemittel fehlen[150]. Eine auch heute nicht ganz überwundene Zischlautempfindlichkeit der Mikrofone, die gelegentlich Verzerrungen bis zu Umdeutungen ergibt, mag daran Schuld tragen. Deshalb wird die Stimme des Therapeuten von uns als technische Sicherung bei allen Aufnahmen von Pathologien neben die Stimme des Patienten gestellt. Der zweite, wichtigere Grund hierfür aber beruht auf der Einbeziehung der Schallaufnahme in die Therapie, der Schaffung der Sprechlage und der Möglichkeit des Vergleichs für den Schüler. Mit dem sicheren Erkennen der Stimme des Therapeuten wird der Schock des erstmaligen Hörens der eigenen Stimme gemildert und so das Einfinden in die eigene Schallform beschleunigt. Das in der Anamnese vorbereitete Vertrauensverhältnis zum Lehrer ergibt meist rückhaltlos die Anerkennung seiner Sprechweise und damit die Schaffung eines für den Patienten klaren Maßstabes für die Beurteilung seiner eigenen, ihm nun objektiviert entgegentretenden Fehlleistung beim späteren Vorführen der ersten Aufnahme.

Die Reaktionen der Patienten waren, besonders wenn die Fehlleistungen dann nach Aufnahmen mit berichtigten Zischlauten gebracht wurden, ganz im Sinne unserer allgemeinen Vorbemerkungen über das Erkennen und das treffende Charakterisieren dieser Fehler, oft gesteigerter, weil durch die Behandlung eine spezielle Richtung für die Art des Abhörens und das erforderliche theoretische Wissen vorhanden waren. Öfters erlebten wir auch bei Sigmatismen starke Erschütterungen der Patienten beim Innewerden des Ausmaßes der Störung. In wenigen Fällen musste auch zur Schallaufnahme gegriffen werden, um die Bewusstheit der Störung und damit die Aufnahme einer Behandlung überhaupt zu erreichen, wenn z. B. Eltern und Geschwister selbst Sigmatismen aufwiesen oder die Störung überhörten.

Wie stark die seelische Beeinflussung durch diese Aufnahmen ist, sei an dem Beispiel einer 40-jährigen Patientin (Rhinolalia aperta) dargetan, deren Gaumenspalte mit einem neu angefertigten Obturator geschlossen worden war. In der 8. Übungsstunde wurde eine 2. Schallaufnahme geschnitten und vorgeführt (Sitzungsprotokolle vom 16. 6. 1953):

> Die schwerhörige Patientin stand dicht vor dem Lautsprecher, zitternd, Tränen rannen ihr über das Gesicht. Kaum war die Wiedergabe beendet, als sie losbrach: ..."ich bin ganz erschüttert! Zwanzig Jahre habe ich nicht sprechen können. Und jetzt das eben soll ich gewesen sein? Das war doch so deutlich und schön! Da hat man jedes einzelne Wort verstehen können. Ach, wenn das bloß mein Mann hätte hören können! Wie würde der sich über die Aufnahme gefreut haben! Ich bin ganz erledigt!"

Ähnliche Fälle sind im Allgemeinen nur bei starken lateralen Sigmatismen möglich. Immer aber ergibt sich die psychische Beeinflussung im Sinne des Könnens, selbstverständlich variierend, je nach dem Stand des Erreichten und der seelischen Lage des Behandelten. Wer als Therapeut dieses Aufrichten des Selbstbewusstseins miterlebt hat, dieses Wieder-fest-Werden für die Behauptung im Leben und in der Gemeinschaft, diese gesicherte Freude, die nicht auf vagen Vermutungen beruht, sondern auf der wiederholt zur Kenntnis genommenen Tatsache des positiv ausfallenden Vergleiches mit einem anerkannten Vorbild, wird auf das weit in die Psyche eingreifende Therapiemittel der Schallaufnahme nicht verzichten. Der Möglichkeit seiner Anwendung sind kaum Grenzen gesetzt, wohl aber ist der Zeitpunkt des Abhörens therapeutisch zu erwägen. Die Leistung ist eher zu sichern, als Unfertiges dem Patienten bereits vorzuführen. Doch mögen auch hier Ausnahmen gelten. Die Art der Auswertung in psychologischer Richtung bedarf keiner weiteren Erläuterung.

Nach unseren Erfahrungen, die für die Behandlungen von Stotterfällen bis 1934, für Sigmatismen einige Jahre zurückreichen, dürfte mit der Schallaufnahme als Therapiemittel eine weitere Behandlungsmöglichkeit gefunden sein, die im Rahmen der „kleinen Psychotherapie"[51] in die allgemeine Praxis eingebaut werden kann. Die Bewährung ist durch die Ergebnisse und die durchschnittliche Verkürzung der Behandlungszeiten ganz besonders auch für die im Normalfall kaum psychisch beeinflussten Sigmatismen dargetan.

Zur weiteren Erläuterung sei der Verlauf einer kombiniert-psychologischen Behandlung in einem symptomatischen Beispiel wiedergegeben:

Am 26. 5. 1952 stellt sich der Fachlehrer Günther F., 30 Jahre alt, vor.

Anamnese: F. ist von einem Kollegen, einem Schüler des Institutes, auf die Möglichkeit der Behandlung seiner Sprachstörung aufmerksam gemacht worden. Die seit

Jahren bestehende Depression hat sich verstärkt, weil F. als Dozent in einem Universitätslehrgang im Schülerkreis wegen seiner Sprechweise sich trotz guter pädagogischer Voraussetzungen nicht behaupten kann. Damit wird auch die schulische Anstellung fraglich. Falls die Störung nicht zu beseitigen ist, erscheint für den Patienten ein Berufswechsel unumgänglich. F. schwankt zwischen Resignation und Hoffnung. Im Sinne der kombiniert-psychologischen Therapie wird ihm, da der Fehler ohne Weiteres grob als Sigmatismus lateralis abzugrenzen ist, als Erstes eröffnet, dass mit verhältnismäßiger Sicherheit geholfen werden kann. Hieran schließt sich die Befragung des wesentlich zugänglicheren Patienten:

Das Leiden besteht seit Kindheit (multiples Stammeln) und hat sich bis auf den vorliegenden Störungskreis eingeglichen. Der Spracherwerb lag (naturgemäß) relativ spät. Im Elternhaus und nach der Verheiratung auch im eigenen Familienkreis fiel die Fehlleistung nicht ins Gewicht. In der Schulzeit ergaben sich kaum Hinweise, in der späteren Berufspraxis jedoch bereits verschiedentlich Zwischenfälle und Anstöße. Die vorhandene Depression lässt sich ohne Weiteres auf die Fehlleistung beziehen, so dass keine weiteren Fragen zu stellen sind.

Diagnose: Die Diagnose wird zunächst lediglich auf die Art der Störung gestellt, die spezielle Überprüfung an verschieden gespannten Texten der Aufnahme vorbehalten. Mit dem Hörgerät ergibt sich ein sehr ausgeprägter Sigmatismus lateralis dexter, bei dem S und Z [ts] bei leicht interdentaler Bildung gestört sind; Sch [ʃ] ist o.B. F. wird lautphysiologisch seine Fehlleistung erklärt und die Einstellung der Zunge hinter den unteren Incisivi auf dem Weg über den Ich-Laut erwähnt. Bei Versuchen lässt sich über Ich-Is die provisorische Lautableitung erreichen, so dass mit entsprechendem Hinweis auf den Beginn der Umerziehung und den ersten – und vielleicht entscheidenden – Erfolg die Diagnose abgeschlossen werden kann.

Da die motorische Geschicklichkeit sich als ausreichend erwiesen hat und nach den angegebenen Verhältnissen mit intensiver Mitarbeit des Patienten zu rechnen ist, kann die Prognose auf völlige Behebung des Fehlers gestellt werden, ohne aber die Zahl der Sitzungen zu begrenzen. Um der Umstellung genügend Zeit zu lassen, erfolgt die nächste Sitzung nach einer Woche. Der Dienststelle kann ein positiver Bericht gegeben werden, so dass F. mit wesentlich gestärktem Selbstvertrauen entlassen wird.

Therapie: Zur 1. Sitzung erscheint der Patient zuversichtlich. Aus allgemeinen Gründen wird für ein Praktikum in Anwesenheit von Studierenden eine Stentsplatte nach Fröschels angefertigt, die für diese spezielle Therapie nicht benötigt wird. Die Zungenstellung bei Einfügung der Platte empfindet F. als der bei der angedeuteten Lautableitung während der Diagnose ähnlich. Ein Zungenlagegefühl ist nachweisbar. Ohne Anwesenheit der Studierenden wird die Sitzung mit der Schallaufnahme weitergeführt. F. spricht neben dem Behandler eine Folge von Wörtern und Sätzen, die dem üblichen Ablauf für die Erstaufnahme entsprechen[152]. Das Mikrofon ist nicht verdeckt. Während des Einsprechens zeigt sich eine wesentliche Verbesserung der S-Laute, die im gelesenen Text bereits zentriert sind, im Spontansprechen aber noch stärkere Störungen ergeben. Die Aufnahme wird aus diesem Grunde sofort abgehört. F. hört die Annäherung seiner Sprechweise im gelesenen Text mit sichtlicher Freude und ist im Anschluss über das Ausmaß der nun etwa normal auftretenden Störung im Spontansprechen bestürzt. Die Reaktionen der Lehrgangsleitung und der Hörer erscheinen ihm nun erklärlich und berechtigt. Vom Behandler wird darauf hingewiesen, dass diese so auffällige Fehlleistung bereits durch das Wissen um die richtige Lautphysiologie im Verlauf der Woche gemildert werden konnte. Die Erschütterung lässt sich auf der Seite des noch verstärkten Antriebes und der Energieaufladung für die Behandlung einordnen. Mit dem Gefühl der Erreichbarkeit des Zieles kann die Auswertung der Erstaufnahme abgeschlossen werden. Weiter erfolgt im Behandlungsraum nun die Lautableitung ohne Schwierigkeiten über Ich-Is. Die 1. Übung gelingt, der S-Laut bleibt innerhalb der Richtigkeitsbreite. Mit Verweis auf die im Verhältnis zur Aufnahme noch verbesserte Angleichung und besonderer Verstärkung dieser Bewusstheit, auf dem richtigen Wege zu sein, schließt die Sitzung.

Nach dem Ergebnis kann die nächste Behandlung bereits nach zwei Tagen anberaumt werden. F. bringt die Gewissheit der (etwa) richtigen Lautbildung mit, er spürt vom Muskelgefühl aus, wenn Abweichungen erfolgen. Ohne Weiteres können die Übungen 2-6 erledigt und ein Ganztext mit S-Anhäufungen, die Fabel „Maus und Frosch", begonnen werden. F. lässt sich in seiner Überzeugung bestärken, erneut vorangekommen zu sein. Er berichtet über den Eindruck der Schallaufnahme im Sinne der Objektivierung und des so erst möglichen Erkennens sowohl der Besserung als der Störung an sich.

Ähnlich verläuft die wieder nach zwei Tagen Zwischenraum angesetzte 3. Sitzung. Neu werden der S-Laut in der Verbindung [ts] (Übung 7) und ein Zeitungstext mit Unterstreichungen der S-Laute gearbeitet bzw. der Ganztext weitergeführt. F. fühlt sich sicherer, er hat versucht, im Unterricht, soweit es sich um gelesene Texte handelte, bereits Einzelnes einzubauen. Ansätze zu einer natürlich noch vom Muskelgefühl gesteuerten funktionellen Hörfähigkeit sind nachweisbar. S-Laute, auch in der Verbindung [ts], zeigen sich ebenso in einzelnen Wörtern des Spontansprechens o. B.

Die 4. Sitzung findet nach vier Tagen statt. F. kommt in freudiger Erregung. Die Besserung seines Sprechstandes fällt im Unterricht auf. Die letzten Übungen (8-12) gelingen gut, ebenso ein Stück unvorbereiteter Zeitungstext, so dass die zweite Schallaufnahme mit der Wiederholung des Ablaufes der Erstaufnahme angesetzt wird. Der Patient spricht nach, am Schluss folgt ein Gespräch. Die Aufnahme belegt kaum noch Fehlleistungen. Allerdings ist die Sprechspannung durch die starke Bewusstheit zu groß, das S hat leichten Stridens-Klang und mitunter einen (vorübergehend) nasalen Durchschlag. Der gleichfalls gelesene aktuelle Zeitungstext ist o. B. Die Aufnahme wird sofort abgehört. F. freut sich über die erreichte S-Artikulation, die nach seinem Eindruck den Vergleich mit den S-Lauten des Therapeuten hält.

Die Zuversicht lässt sich steigern durch das erneute Abhören der Erstaufnahme. Der Patient deutet die Fehlleistungen richtig, kann aber die im Spontansprechen aufgetretenen ursprünglich vorhandenen Störungen nicht mehr erzeugen. Er nimmt nicht irgendwelche Hoffnungen auf, sondern eine Gewissheit, nicht eine Vermutung, sondern eine bewiesene und immer wieder belegte Tatsache und ist überzeugt, bei Konzentration richtig zu artikulieren und auch vom Gehör aus Fehlleistungen abstellen zu können. Durch günstige äußere Umstände – der Patient hat die Bestätigung seiner Weiterbeschäftigung erhalten, weil seine Sprechweise den Anforderungen jetzt genügt – verliert die frühere Depression weiter an Einfluss. Mit einer Bestärkung seines Selbstbewusstseins und der Bewusstheit des Eigenanteils an dem Erfolg kann die Behandlung abgeschlossen werden. Spätere Überprüfungen werden verabredet.

Nach fast einem Jahr kommt F. in Begleitung eines Kollegen seiner Fachschule zum Institut. Der Zischlautbestand ist völlig normal. Mit Genugtuung lässt sich die Sicherung an Hand der Schallaufnahme 1 und 2 feststellen und dann mit einer angefertigten 3. Aufnahme vergleichen. Der Kollege von F., der den Patienten nur mit normalem Sprechstand kennenlernte, ist über die Stärke der früheren Fehlleistungen erstaunt. F. berichtet noch, dass bei seiner Rückkehr sich eine unvorhergesehene Schwierigkeit in dem Verhalten seiner Frau ergab, die die berichtigten Zischlaute als ungewohnt, lächerlich und falsch empfand, so dass F. ohne die Erinnerung an die Schallaufnahmen und den so erhaltenen Beweis wahrscheinlich eine Umstellung auf die alte Artikulationsweise versucht hätte. Alle Bekannten, die den früheren Status erlebt haben, bezeichnen nach Angaben von F. die erreichte Normalisierung „als ob ein anderer Mensch spräche".

Die Depression ist der Gewissheit gewichen, sich innerhalb seines Wirkungskreises uneingeschränkt behaupten zu können. F. wird eingeladen, gelegentlich wieder vorzusprechen, um weitere Schallaufnahmen zur Objektivierung des Sprechstandes zu ermöglichen, besonders auch um die Beständigkeit der Beseitigung eines seit reichlich zwanzig Jahren bestehenden Sigmatismus lateralis bei einer Beeinflussung von nur zwei Wochen Dauer mit der kombiniert-psychologischen Methode zu belegen und festzuhalten. Sehr wesentlich erscheint die Behauptung gegenüber der häuslichen Umgebung, die nach unserem Ermessen lediglich mit Hilfe der Schallaufnahme ohne Rezidive möglich war.

Das in der Gruppenübung Angebahnte wurde durch die Einbeziehung der Schallaufnahme als Therapiemittel verbessert. Es handelt sich nicht um „larvierte Suggestion oder Persuasion", wie sie die ärztliche und auch die sprachheilpädagogische Praxis laufend anwendet, denn die Kretschmerschen Forderungen an eine Psychotherapie sind erfüllt, die Elemente der Analysis, der Suggestion und der Psychagogik sind gegeben und vorhanden[153]. In jedem Fall gehen auch wir über das hinaus, was Zutt[154] als „natürliche, verständnisvolle Anteilnahme, Erfahrung und geduldige Bereitschaft, die Sorgen des Kranken anzuhören und zu besprechen" bezeichnet.

Günstig erscheint für die kombiniert-psychologische Methode dass sie nicht auf die Mittel der Hypnose oder auch der Selbsthypnose zurückgreift (Grebe, Schultz[155]), sondern lediglich mit allgemein vorhandenen und nicht an spezielle Begabungen (wie bei der Hypnose) oder an längere Anlaufzeiten (wie beim autogenen Training) gebundene Hilfen arbeitet.

Als Erfahrungstatsache darf nicht übersehen werden, dass auch hier nicht letztlich eine Methode, sondern immer entscheidend in der psychischen Einwirkung auf den Patienten der Therapeut den Erfolg erzielt, dem allerdings spezielle Mittel an die Hand gegeben werden, um günstige Ausgangslagen zu finden.

Als Merkmale der kombiniert-psychologischen Therapie sind in einer schematischen Übersicht somit anzuführen:

Stärkung der **Bewusstheit des Könnens** in
der psychologisch fundierten Anamnese,
der Diagnose, die bereits Beginn der **Umerziehung** ist, mit aktiver Lautableitung,
der Beschleunigung des Erkennens der akustischen Fehlleistung und Verdrängung der falschen Assoziation mit Hilfe der **Schallaufnahme und ihrer psychologischen Auswertung,**
der Festigung des Sich-behaupten-Könnens im Sprechen verschieden gespannter, sinnvoller, nicht mechanistischer Texte, Gespräch und im beruflichen Alltag.

Damit haben wir den Patienten der Gesellschaft und seinen Aufgaben wiedergegeben und eine Verpflichtung erfüllt, die in ihrer Größe und Bedeutung nicht nur für alle anderen Stimm- und Sprachstörungen zutrifft, sondern auch für die Sigmatismen.

Weitere Therapieverläufe:

a) (5.) B., Heinz, stud. theol., 20 Jahre alt, vorgestellt: 2. 5. 32.
Anamnese: B. wurde verschiedentlich von Mitschülern auf sein Lispeln aufmerksam gemacht. Es fällt ihm zeitweise schwer, den S-Laut zu sprechen. Nach einem Vortrag ergaben sich psychogene Störungen: Zittern, ataktisches Atmen, Schwierigkeiten des Weitersprechens.
Diagnose: Leichter Sigmatismus lateralis dexter, nur beim freien Sprechen.
Verkrampftes Sprechen (Tonus?). Rhinolalia aperta.
Prognose: gut.
Therapie: 9 Sitzungen im Zeitraum von 3 Monaten.

1. Sitzung: Lautableitung, Umstellung zum dorsalen S, Nachhilfe mit Sonde, allgemeine Artikulationsübungen (t, bl, k).
2. Sitzung: S-Übungen nach Liebmann weiter, Sätze.
3. Sitzung: Atemübungen und Einsatzübungen neben der Weiterführung der S-Übungen.
4. Sitzung: S-Übungen, Ganztext, Aussprache und psychologische Auswertung.
5. Sitzung: Stoßübungen nach Fröschels (Rhinolalia aperta!).
6. Sitzung: S-Übungen in Texten verschiedener Spannungen.
7.-9. Sitzung: Lesen von Texten, die psychologisch inhaltlich beeinflussen, Gespräch, freier Vortrag. Kein Hinweis auf S-Lautung erforderlich.

Ergebnis: Entscheidend gebessert. Herrn B. wird geraten, zur weiteren Festigung der Gesamtlage an einer allgemeinen Übung (Technik und Phonetik des Sprechens, eventuell Rhetorisches Praktikum) des nächsten Semesters teilzunehmen.

b) (107.) G., Hans-Otto, stud. phil., 19 Jahre alt, vorgestellt: 25. 1. 52.
Anamnese: G. hatte im Alter von etwa 5 Jahren durch Unfall Schneidezahnverlust, der nach seinen eigenen Angaben eine spätere Zahnstellungsanomalie zur Folge hatte. Seit 1947 befindet sich der Patient in laufender orthodontischer Behandlung, weil durch den 11-mm-Vorbiss des Oberkiefers mit Verdauungsstörungen gerechnet werden musste. G. leidet unter seinem starken Sigmatismus, der ihm in der Schule und während des Studiums Schwierigkeiten (Depression!) bereitet. G. kommt nach Aufforderung in der Gruppenübung der Vorlesung „Grundlagen des Sprechens" zur Behandlung.
Diagnose: Ausgeprägter Sigmatismus lateralis sinister (S, Z [ts], Sch [ʃ] gestört). Starke Prognathie.
Prognose: gut.
Therapie: 16 Sitzungen in 5 Monaten.

1. Sitzung: Berichtigung des Ich-Lautes, der apikal gebildet wird, und Lautableitung (Ich-Is). Die laterale Verschiebung ist zum Teil bereits eingeglichen Tonbandaufnahme (s.o.).
2. Sitzung: 1. Übung. Zur Sicherung der häuslichen Übung wird eine Stentsplatte angefertigt.
3. Sitzung: 2.-6. Übung, Einzelsätze, Ganztexte begonnen.
4. Sitzung: 7. Übung [ts], hierbei wird vom dorsal gebildeten T abgeleitet, um ein Rückwärtsführen der Zungenspitze, das beim apikalen T im prognathischen Kiefer unvermeidlich wäre, zu verhindern. Die Zungenspitze bleibt hinter den unteren Incisivi. Zeitungstext mit Unterstreichung der S-Laute.
5. Sitzung: 8.-12. Übung, Wortliste (Verzeichnis der noch fehlerhaft gebildeten S-Verbindungen in Wörtern) angefangen.
6. Sitzung: Unvorbereitete Texte gelesen, Gespräch, Röntgenaufnahme des dorsalen T.

7. Sitzung: Auswertung der Röntgenaufnahme. Wortliste weitergeführt.
8.-10. Sitzung: Übungen im spontanen Lesen und Sprechen.
11. Sitzung: 2. Tonbandaufnahme. Beide Aufnahmen werden nacheinander abgehört, um die Hörfähigkeit zu entwickeln und durch den Kontrast zur 1. Aufnahme das Gefühl des Fortschritts zu festigen. Einige Verstöße werden richtig erkannt und diagnostiziert. Starke psychische Beeinflussung durch das Abhören der erreichten Verbesserung des Sprechstandes.
12.-13. Sitzung: Gespräch und Referat.
14. Sitzung: 3. Schallaufnahme, die wieder abgehört und ausgewertet wird.
15.-16. Sitzung: Kontrollüberprüfungen nach längerem Abstand.

Ergebnis: Mit Erfolg abgeschlossen. G. kontrolliert nach Gehör, Lesen und Spontansprechen o. B. mit Ausnahme geringer gelegentlicher Fehlleistung bei der durch die starke Prognathie schwierigen Lautverbindung [ts]. G. hat Freude am Sprechen und übernimmt innerhalb der Seminargruppe organisatorische Aufgaben, die sprecherischen Einsatz erfordern.

c) (117.) H., Jutta, Schauspielerin, 21 Jahre alt, vorgestellt: 4. 6. 1952.
Anamnese: H. leidet unter dem Sigmatismus (der zwar von den Sprecherziehern der Schauspielschule nicht gerügt wurde und auch von den Spielleitern der Bühnen oder den Intendanten meist überhört wurde), weil das Anstoßen mit der Zunge besonders bei Abspannung oder auch bei bewusstem Sprechen empfunden wird. Die Patientin kommt aus diesem Grunde zur Therapieaufnahme.
Diagnose: Sigmatismus addentalis (S, [ts] gestört). Es wird ein apikales S gebildet.
Prognose: gut.
Therapie: 5 Sitzungen in einem Monat.

1. Sitzung: Diagnose, Lautableitung vom Ich-Laut (Ich-Is) aus, 1. und 2. Übung. Der isolierte Laut ist o. B.
2. Sitzung: Übungen 3-6, Sätze. Psychologische Einwirkung, Verstärkung des Bewusstseins, nicht mehr „anzustoßen".
3. Sitzung: Übungen 7-11, Sch [ʃ] noch nicht, Schallaufnahme (s.o.), Abhören der Aufnahme, Auswertung des Gefühls des Erfolges, der hier noch unterstrichen wird durch die positive Einwirkung des ersten Hörens der eigenen Stimme. Bewusstheit des Gelingens der Therapie.
4. Sitzung: Abschluss der Übungen, Zeitungstext mit Unterstreichungen, Ganztext. Dabei gute Korrektur vom Muskelgefühl aus und auch schon bedingt nach dem Gehör. Gespräch, Anfangen der Wortliste.
5. Sitzung: Unvorbereiteter Zeitungstext, Gespräch, Kontrolle nach Gehör. 2. Schallaufnahme. Abhören beider Aufnahmen nacheinander. Psychologische Auswertung. Abschluss der Behandlung.

Ergebnis: Sigmatismus behoben. Das Gefühl (Komplex) „anzustoßen" ist überwunden, die Freude an der beruflichen Aufgabe gewachsen. Es wird ein Überprüfen nach Ablauf eines Monats vereinbart.

d) (124.) M., Jochen, Schüler, 9 Jahre alt, vorgestellt: 11. 10. 52.
Anamnese: M. wird von einem Verwandten, dem das überschnelle Sprechtempo und die Verschleifung der S-Laute auffällt, in die Sprechstunde gebracht. Klagen über mangelhafte Konzentrationsfähigkeit bei guter allgemeiner Begabung.
Diagnose: Sigmatismus addentalis (S, Z [ts] gestört; Sch [ʃ]: o. B.) überhastetes Sprechtempo, starkes Absinken der Umgangssprache.
Prognose: Unter Vorbehalt der Feststellung der Mitarbeit und des Eingehens auf die Therapie positiv.
Therapie: 7 Sitzungen in einem Monat.

1. Sitzung: Schallaufnahme, Lautableitung vom Ich-Laut (Ich-Is) aus. Im isolierten Laut S o. B.
2. Sitzung: Abhören der Schallaufnahme. M. korrigiert einige Laute bereits richtig und beanstandet sein schnelles Sprechen, das ihm undeutlich erscheint.
4.-6. Sitzung: Übungen beendet, Arbeit an verschieden gespannten Texten.
7. Sitzung: Aufnahme. Abhören der Aufnahme, psychologische Auswertung, besonders im Sinne des Sprechtempos und des Willens, verstanden zu werden.

Ergebnis: Sigmatismus behoben, gelegentliche Entgleisungen bei übersteigertem Sprechtempo. (Patient arbeitet mit starken Energieimpulsen). M. hat die Bewusstheit des möglichen Sprechtempos durch die Behandlung empfangen.

4 Zusammenfassung

Nach einer Übersicht über die Arten und Formen der Sigmatismen (Wesen, Lautphysiologie, Einteilung) werden die Therapien der S-Störungen seit C. L. Merkel einer kritischen Würdigung unterzogen. In der Einordnung der Behandlungsverläufe ergeben sich passive, aktive und in Ansätzen psychologische Methoden.

An 169 Therapiefällen des Institutes für Sprechkunde wird die allgemeine Abwendung von den passiven Methoden und die Hinwendung zu den aktiven Methoden als Entwicklungserscheinung bestätigt und die Notwendigkeit einer psychologischen Beeinflussung für die Behandlung der S-Störungen belegt.

Die Therapie der Sigmatismen ist keine Oberflächenkorrektur, sondern ein Akt der Umerziehung, der besonders die starke Depression und den fehlenden Anschluss des Patienten an die Sprachgemeinschaft berücksichtigen muss.

Die Art der Depressionen und ihre Häufigkeit (49,7 %) erfordern eine Umwandlung der Therapie, eine als kombiniert-psychologische Methode bezeichnete Behandlung, die eine Stärkung der Bewusstheit des Könnens und des Anschlusses an die sprachlichen Erfordernisse der Gesellschaft zum Ziel hat. Die Beschleunigung des Erkennens der eigenen akustischen Fehlleistung und des Eingleichens und Verdrängens der falschen Lautassoziation wird mit Hilfe wiederholter Schallaufnahmen und ihrer psychologischen Auswertung erreicht.

Anamnese und Diagnose sind als aktive Bestandteile in die Therapie einbezogen.

In einem Anhang wird ein für die kombiniert-psychologische Methode zusammengestelltes Übungsmaterial vorgelegt.

5 Literaturverzeichnis

Arnold, Gottfried, E.: Die Zusammenarbeit der Universitätslektoren für Sprechtechnik mit dem Spracharzt. Wiener Klin. Wochenschrift, 54. Jahrgang, 1941, S. 706 f.
Arnold, Gottfried, E.: Audiometrische Untersuchungen bei Stammelfehlern. Arch. f. Ohren-, Nasen- und Kehlkopfheilk. sowie die angrenzenden Gebiete, 150. Bd., 1941, 1. Heft.
Arnold, Gottfried, E.: Die nasalen Sigmatismen. Arch. f. Ohren-, Nasen- und Kehlkopfheilk. sowie die angrenzenden Gebiete, 1943, S. 57.
R. Luchsinger und G. E. Arnold: Lehrbuch der Stimm- und Sprachheilkunde. Wien 1949.
Auer, Wilhelm: Die Bedeutung der Zähne für die Sprachlautbildung. Diss. Würzburg 1923.
Baldrian, Karl: Begründung des Gebrauches von Spiegel, Spatel und Sonde, dreier Hilfsmittel im Artikulationsunterrichte Taubstummer. Eos, Vierteljahrschrift für die Erkenntnis und Behandlung jugendlicher Abnormer, 1. Jahrgang, 1905.
Barczinski, Leo: Kasuistischer Beitrag zur Sigmatismusfrage. Wiener med. Wochenschrift, 82. Jahrgang, 1932, Nr. 28.
Barczinski, Leo: (Über) die Bedeutung der Bissanomalien für die Bildung der Zischlaute. Bericht über die Verhandlungen des V. Kongr. der Int. Ges. f. Logopädie und Phoniatrie, 1933; s. a. Zeitschrift f. Stomatologie, 1932, Heft 21.
Barth, Ernst: Einführung in die Physiologie, Pathologie und Hygiene der menschlichen Stimme. Leipzig 1911.
Berendes, Julius: Einführung in die Sprachheilkunde. Leipzig 1953, Hals-, Nasen- und Ohrenheilkunde, zwanglose Schriftenreihe, Heft 9.
Bergsveinsson, Sveinn: Zur Therapie des Sigmatismus. Arch. f. Sprach- und Stimmphysiologie und Sprach- und Stimmheilkunde, 4. Bd. 1940, Heft III/IV.
von Bodenhausen-Satory, Léonie: Die Erziehung der Stimme zur Veredlung der Sprache, zur Beseitigung von Sprachfehlern, sowie zur Verhütung und Heilung von Halsleiden. 2. Aufl., Cassel 1925.
Brahm, Klaus: Elektroakustische Untersuchungen der Zischlaute bei Kranken mit Sigmatismus und doppelseitiger Innenohrschwerhörigkeit. Folia Phoniatrica, 1953, Heft 1.

Brandenstein, Wilhelm: Einführung in die Phonetik und Phonologie. Wien 1950.
Bremer, Otto: Deutsche Phonetik. Leipzig 1893.
Brode, Franz: Über die Beziehungen zwischen Zahnheilkunde und Sprachheilkunde. Diss. Königsberg 1929.
Brücke, Ernst: Grundzüge der Physiologie uud Systematik der Sprachlaute für Linguisten und Taubstummenlehrer. Wien 1856, (2. Aufl. 1876).
Calm, Hans: Lehrbuch für Sprechtechnik. 5. Aufl., Dessau o. J.
Coën, Raphael: Pathologie und Therapie der Sprachanomalien für Ärzte und Studierende. Wien und Leipzig 1886.
Coën, Raphael: Spezielle Therapie des Stammelns und der verwandten Sprachstörungen. Stuttgart 1889.
Coën, Raphael: Über Pathologie und Therapie der Sprachstörungen. Wien 1896.
Corvin-Krupski, Renate: Neue Behelfe zur Behandlung von Sigmatismen. Wiener med. Wochenschrift, 1935, Nr. 10.
van Dantzig, Branco: Mitteilungen über Sprach- und Stimmstörungen 1935. Aus dem logopädischen Ambulatorium der Wiener Universitätsklinik f. Ohren-, Nasen- und Kehlkopfkrankheiten.
van Dantzig, Branco: Einzel- und Gruppenbehandlungsmethoden in der Sprachheilkunde. Monatsschrift f. Ohrenheilkunde und Laryngo-Rhinologie, 71. Jahrgang, 1937, S. 610.
Dieth, Eugen (unter Mitwirkung von Rudolf Brunner): Vademekum der Phonetik. Phonetische Grundlagen für das wissenschaftliche und praktische Studium der Sprachen. Bern 1950.
Dirr, Hans: Der Einfluss der Sprachgebrechen auf den Bildungsstand der Elementarklassen an Sprachheilschulen. Zeitschrift f. Kinderforschung, 38. Bd., 1931.
Flatau, Theodor, S.: Sprachgebrechen des jugendlichen Alters in ihren Beziehungen zu Krankheiten der oberen Luftwege. Halle 1896, in: Sammlung zwangloser Abhandlungen aus dem Gebiete der Nasen-, Ohren-, Mund- und Halskrankheiten, 1. Bd., Heft 8.
Flatau, Theodor, S.: Sprach- und Stimmstörungen. Neue deutsche Klinik, 10. Bd., Berlin-Wien 1932.
Franke, Felix: Über operative Behandlung des Lispelns. Deutsche med. Wochenschrift, 50. Jahrgang, 1924, Nr. 8.
Franke, Felix: Über operative Behandlung des Lispelns. Deutsche med. Wochenschrift, 50. Jahrgang, 1924, Nr. 25.
Frenzel, Franz: Die Sprachpflege in der Hilfsschule. 3. Aufl., Halle 1926.
Freud, Esti: Über die Aussprache des Sch bei multipler Interdentalität. Eos, Zeitschrift f. Heilpädagogik, 21. Jahrgang, 1929, Heft 6.

Freud, Esti: Petit appareil pour la Thérapie de la Dyslalie du son „Ch". Practica oto-rhino-laryngologica, Intern. Zeitschrift f. Hals-, Nasen-, Ohrenheilkunde u. ihre Grenzgebiete, Vol. I, 1938, S. 436.

Freunthaler, A.: Beiträge zur Artikulationspflege auf der Oberstufe der Taubstummenschule. Blätter für Taubstummenbildung 1932.

Freunthaler, A.: Die Praxis des Artikulationsunterrichtes. Zeitschrift f. Kinderforschung 1936.

Fröschels, Emil: Über die Bedeutung der Sprachheilkunde nebst neuen Methoden zur Heilung des Sigmatismus. Die Stimme, 4. Jahresband, 1909/10.

Fröschels, Emil: Singen und Sprechen. Leipzig und Wien 1920.

Fröschels, Emil: Zur Ätiologie einiger Sigmatismen. Festskrift Tillägnad Hugo Pipping, Helsingford 1924.

Fröschels, Emil: Über die operative Behandlung des Lispelns. Deutsche med. Wochenschrift, 50. Jahrgang, 1924, Nr.12.

Fröschels, Emil: Stimme und Sprache in der Heilpädagogik. Halle 1926.

Fröschels, Emil: Einige einfache Behandlungsmethoden wichtiger Sprach- und Stimmstörungen. Eos, Zeitschrift f. Heilpädagogik, 18. Jahrgang, 1926, Heft 3.

Fröschels, Emil: Beobachtungen an Sigmatismen. Zeitschrift f. Hals-, Nasen- u. Ohrenheilkunde, 13. Bd., 1926.

Fröschels, Emil: Zur Sigmatismusfrage. Wiener med. Wochenschrift, 78. Jahrgang, 1928, S. 1434.

Fröschels, Emil: Die Sprachheilpflege in der Hilfsschule. Eos, Zeitschrift f. Heilpädagogik, 22. Jahrgang, 1930, Heft 6.

Fröschels, Emil: Weitere Beiträge zur Sigmatismusfrage. Zeitschrift f. Hals-, Nasen- u. Ohrenheilkunde, 25. Bd., 1930, Heft 5.

Fröschels, Emil: Die Beziehungen der Stomatologie zur Logopädie. In: Scheff-Pichler, Handbuch der Zahnheilkunde, Berlin-Wien 1931, VI.

Fröschels, Emil: Lehrbuch der Sprachheilkunde. Leipzig und Wien 1931.

Fröschels, Emil: Zur Frage der Erblichkeit von Sigmatismen. Wiener med. Wochenschrift, 82. Jahrgang, 1932, Nr. 28.

Fröschels, Emil: Der Ursprung der Kaumethode. In: The Chewing Approach in Speech and Voice Therapy, edited by Deso A. Weiss, M. D., and Helen H. Beebe, Basel-New York o. J.

Fröschels, Emil u. Dylewski, Benedikt: Beiträge zur Sigmatismusfrage. Monatsschrift f. Ohrenheilkunde u. Laryngo-Rhinologie, 63. Jahrgang, 1929, Heft 11.

Fuhr: Lispeln beim Tragen einer Prothese. Zahnärztl. Rdsch., 43. Jahrgang, 1934, Heft 5.

Führing, Maximilian u. Lettmayer, Otto: Die Sprachfehler des Kindes und ihre Beseitigung. Wien 1951.

Führing, M. u. Wurst, Franz: Ein Beitrag zur Diagnose des Sigmatismus lateralis. Eos, Zeitschrift f. Heilpädagogik, 22. Jahrgang, 1930, Heft 5.

Grebe, Otto: Die funktionellen Sprachstörungen (Stottern, Poltern, Stammeln usw.) u. ihre Behandlung in der Hypnose. Wege zur Heilpädagogik, Halle 1927, Heft 2.

Grützner, P.: Physiologie der Stimme und Sprache. In: L. Hermanns Handbuch der Physiologie, I. Bd., 2. Teil, Leipzig 1879.

Gumpertz, Friedrich: Sprachstörungen des Kindesalters. Ergebnis der gesamten Medizin, hrsg. von Brugsch, 7. Bd., Berlin-Wien 1925.

Gumpertz, Friedrich: Zum psychologischen Verständnis des Stammelns. Medizinische Klinik 1928, Nr. 13.

Gutzmann, Hermann, sen.: Behandlung der Sprachstörungen. In: Handbuch der gesamten Therapie, 4. Bd., 5. Aufl., Jena 1917.

Gutzmann, Hermann, sen.: Über die verschiedenen Formen des Lispelns unter Berücksichtigung des Einflusses von Zahnanomalien. Zahnärztl. Rdsch., 30. Jahrgang, 1921, Nr. 18.

Gutzmann, Hermann, sen.: Sprachheilkunde. 3. Aufl., Berlin 1924.

Gutzmann, Hermann, jun.: Die verschiedenen Formen der Sprechstörungen u. ihre Behandlung. In: Therapie der Gegenwart, Jahrgang 1939, S. 440.

Gutzmann, Hermann, jun.: Versuche mit Glutamin-Behandlung bei Sprachstörungen aller Art. Folia Phoniatrica, Vol. 6, 1954, Heft 1.

Hasenkamp, E.: Eine Lautüberprüfung bei Schulanfängern der Sprachheilschule. Vox, Jahrgang 1929, Heft 4/5.

Heidbrede, Gustav: Zahn- und Kieferanomalien u. falsche S-Bildung. Zahnärztl. Rdsch., 43. Jahrgang, 1934, Heft 3.

Heinrich, E.: Lebendige Prothetik. Berlin 1948.

Heinrich, G.: Die Beziehung der Kiefer und Zähne zur Sprache. Deutsche Zahnheilkunde, Sonderheft O. Walkhoff, Leipzig 1921.

Herold, Erich: Experimentalphonetische Untersuchungen über die Bildung des S-Lautes. Diss. Freiburg 1935.

Herrmann: Über Sigmatismus nasalis. Bericht über d. III. Vers. d. deutschen Ges. f. Sprach- u. Stimmheilkunde, Leipzig 1931.

Hoffmann, A.: Der S-Laut, der schwierigste Konsonant unserer Muttersprache. Die Stimme, 21. Jahrgang, 1926/27.

Hoffmann, Theodora: Das Kind lernt sprechen. Lindau-Bodensee 1941.

Hoffmann: Die Stimmbildungslehre Professor Engels als Grundlage der sprachlichen Behandlung sprach- u. stimmgestörter Kinder. Zeitschrift f. die Behandlung Schwachsinniger, 45. Jahrgang, 1925, Nr. I.

Hohmann, H.-W.: Ist eine spezielle Psychotherapie in einer Allgemeinpraxis nötig und möglich? Wiss. Zeitschr. d. Martin-Luther-Universität Halle-Wittenberg, Jahrgang II, 1952/53, Heft 8.

Hohn, Walter: Experimentelle Untersuchungen zur Erklärung der Lautbildung bei künstlicher Deformation des Gebisses der Naturvölker. Vox, Jahrgang 1925, Heft 6.

Imhofer, R.: Zur Kasuistik des Parasigmatismus nasalis. Zeitschrift f. Hals- Nasen- u. Ohrenheilkunde, 14. Bd., 1926, Heft 1/2.

Jespersen, Otto: Lehrbuch der Phonetik. 4. Aufl., Leipzig-Berlin 1926.

Kaminski, S.: Das Kind und die Sprache im Lichte der Lehren Pawlows. Die neue Schule, 1952, Heft 33.

Kern, A.: Sprachentwicklung u. Ganzheitsleseverfahren bei Stotterern und Stammlern. Bericht über die IV. Vers. d. deutschen Ges. f. Sprach- u. Stimmheilkunde, Leipzig 1934.

Kiehn, Erna: Untersuchungen über die Fähigkeit zu fein abgemessenen Bewegungen (Feinmotorik) bei stammelnden, stotternden u. normalen Volksschülern. Vox, Jahrgang 1935, Heft 1/6.

Kistler, K.: Linkshändigkeit u. Sprachstörungen. Schweizer med. Wochenschrift, XI. Jahrgang, 1930, S. 32.

Klestadt, Walter: Die soziale zahnärztliche Tätigkeit u. Sprachstörungen. Zahnärztl. Rdsch., 37. Jahrgang, 1928, Nr. 26.

Knobel, Herbert: Beziehungen zwischen Fehlbildungen der Zischlaute und Kiefer-Zahnstellungsanomalien. Arch. f. Sprach- u. Stimmphysiologie u. Sprach- u. Stimmheilkunde, 3. Bd., 1939, 2. Abt., Heft 2.

Kramer, Josefine: Der Sigmatismus, seine Bedingungen und seine Behandlung. Solothurn 1939.

Krech, Hans: Die Therapie eines schweren Falles von Sigmatismus lateralis. Zeitschrift f. Phonetik, 6. Jahrgang, 1952, Heft 1/2.

Krech, Hans: Die Lehrerstimme. Wissenschaftl. Zeitschr. der Martin-Luther-Universität Halle-Wittenberg, Jahrgang I, 1951/52, Heft 3.

Krech, Hans: Die Grundlagen des Sprechens. Wissenschaftl. Zeitschr. der Martin-Luther-Universität Halle-Wittenberg, Jahrgang III, 1953/54, Heft 2.

Kube, Alexander: Ein Beitrag zur systematischen Behandlung des Sigmatismus. Zeitschrift f. Pädagogik, Heft 4/5, 1954.

Kussmaul, A.: Die Störungen der Sprache. Leipzig 1877.

Lasch, Gertrud: Kasuistische Beiträge zur Stimm- u. Sprachheilkunde. Monatsschrift f. Ohrenheilkunde u. Laryngo-Rhinologie, 67. Jahrgang, 1933, Heft 10.

Lehrbuch der Hals-, Nasen-, Ohren- und Mundkrankheiten, hrsg. von A. Barraud-Lausanne, F. R. Nager-Zürich, L. Rüedi-Bern, E. Schlittler-Samaden und J.-P. Taillens-Lausanne, Basel 1947.

Lettmayer, Otto: Die Korrektur falscher Laute im Bereich der Vorderzunge durch Ableitung aus einem benachbarten richtigen Laut. Zeitschrift f. Heilpädagogik, 28. Jahrgang, 1937, Heft 3.

Liebmann, Albert: Sprachstörungen und ihre Behandlung. Berlin o. J.

Liebmann, Albert: Stammeln und seine Abhängigkeit von anomaler Zahnstellung. Zahnärztl. Rdsch., 30. Jahrgang, 1921, Nr. 20.

Liebmann, Albert: Vorlesungen über Sprachstörungen. Berlin 1898, Heft 2.

Liebmann, Albert: Vorlesungen über Sprachstörungen. Berlin 1909, Heft 8.

Lindner, Rudolf: Zur Artikulation des S-Lautes im Taubstummenunterrichte. Vox, 24. Jahrgang, 1914, Heft 2.

Lindner, Rudolf: Untersuchungen über die Lautsprache u. ihre Anwendung auf die Pädagogik. Päd. psycholog. Arbeiten, hrsg. von Max Brahm, VII. Bd., Leipzig 1916.

Loebell, Helmut: Die Hals-, Nasen-, Ohrenheilkunde m. Auswahl u. bes. Berücksichtigung der Beziehungen zur Zahnheilkunde für Studierende, Zahnärzte und Ärzte. 3. neubearb. Aufl., Leipzig 1950.

Luchsinger, Richard: Der Mechanismus der Sprech- u. Stimmbildung bei Laryngektomierten u. die Übungsbehandlung. Practica oto-rhino-laryngologica, XIV. Bd., Basel-New York 1952, Heft 4/5.

Meder, Fritz u. Reichenbach, Erwin: Orthopädisch-prothetische Maßnahmen zur Behebung von Sprachstörungen. Die Fortschritte der Zahnheilkunde nebst Literaturarchiv, hrsg. von Julius Misch, 5. Bd., I. Teil, 1929.

Merkel, Carl Ludwig: Indikationen zur operativen Behandlung des Stammelns. Beiträge zur Gehör- u. Sprachheilkunde, hrsg. von Eduard Schmalz, Leipzig 1846, Heft 2.

Merkel, Carl Ludwig: Anatomie und Physiologie des menschlichen Stimm- und Sprachorgans (Anthropophonik). Leipzig 1857.

Merkel, Carl Ludwig: Physiologie der menschlichen Sprache (physiol. Laletik). Leipzig 1866.

Meyer-Eppler, W.: Zum Erzeugungsmechanismus der Geräuschlaute. Phonetik, 7. Jahrgang, 1953, Heft 3/4.

Möhring, Heinrich: Lautbildungsschwierigkeiten im Deutschen. Zeitschr. f. Kinderforschung, 47. Bd., 1938, Heft 4.

Moščisker, Emma: Zur multiplen Interdentalität. Wiener med. Wochenschrift, 82. Jahrgang, 1932, Nr. 28.

Neumann, Herbert: Die Bedeutung der Zähne für die Sprache. Zahnärztl. Rdsch., 34. Jahrgang, 1925, Nr. 23.

Nadoleczny, Max: Kurzes Lehrbuch der Sprach- u. Stimmheilkunde. Leipzig 1926.

Nadoleczny, Max: Die Sprach- und Stimmheilkunde der Gegenwart. Zeitschr. f. Kinderforschung, 44. Bd., Berlin 1935.

Newekluf, Trude: Über die Häufigkeit der multiplen Interdentalität (Fröschels). Monatsschrift f. Ohrenheilkunde u. Laryngo-Rhinologie, 62. Jahrgang, 1928, Heft 7/8.

Otto, F.: Das Geheimnis, Stotternde und Stammelnde zu heilen. Halle 1832.

Owert, Hermann: Die zahnärztliche Behandlung funktioneller Sprachstörungen vermittelst Spezialprothesen. Vox, 31. Jahrgang, 1921, Heft 1/2.

Panconcelli-Calzia, G.: Die Taschenbandstimme. Berlin 1953.

Reichenbach, Erwin: Bemerkungen zu Fröschels Arbeit „Über eine noch nicht beschriebene Mitbewegung". Med. Klin., 23. Jahrgang, 1927, Nr. 6.

Reichenbach, Erwin: Experimentelle Untersuchungen über Aussprachefehler bei Zischlauten und deren Behandlung. Bericht über den II. Kongr. f. Heilpäd. in München, 1924, Bd. 1-4, 1923/29, S. 204.

Rethmann, H.: Die Aussprachestörung und ihre Bedeutung für die Zahnheilkunde. Das Deutsche Zahnärzteblatt, VII. Jahrgang, 1953, Heft 23/24.

Richter, Elise: Lautbildungskunde. Einführung in die Phonetik. Leipzig, Berlin 1922.

Ringer, Margarete: Über „Sigmatismus labialis". Archives Néerlandaises, Tome XIV., 1938.

Rosenthal, W.: Versorgung der totalen Gesichts- und Kieferspalten. Das deutsche Gesundheitswesen, 4. Jahrgang, 1949, Heft 5.

Rösler, A.: Die fröhliche Sprechschule. 2. Aufl., Halle 1949.

Rothe, Karl-Cornelius: Pädagogische, didaktische und logopädische Winke für Lehrer an Sonderklassen f. sprachkranke Kinder. Beiträge zur Kinderforschung u. Heilerziehung, 1920, Heft 168.

Schilling, Rudolf: Ein Beitrag zur Persönlichkeitsgestaltung des Erziehers. Folia Phoniatrica, Vol. 4, 1952, Heft 2.

Schleißner, Felix: Sigmatismus nasalis. Med. päd. Monatsschrift f. d. gesamte Sprachheilkunde mit Einschluß der Hygiene der Lautsprache, 15. Jahrgang, 1905, S. 329.

Schmalz, Eduard: Über Stammeln und Stottern. Beiträge zur Gehör- und Sprachheilkunde, Leipzig 1846, Heft 1.

Schultheß, R.: Das Stammeln und Stottern, ihre Natur, Ursachen und Heilung. Zürich 1830.

Schultz, J. H.: Das autogene Training (Konzentrative Selbstentspannung). Versuch einer klinisch-praktischen Darstellung. 4. Aufl., Leipzig 1940.

Schweinsberg, Fritz: Stimmliche Ausdrucksgestaltung im Dienste der Kirche. Heidelberg 1946.

Shainerman, Gerda: Statistisches über das kindliche Stammeln. Arch. f. Sprach- u. Stimmphysiologie, 1938, Heft 3.

Siebs, Theodor: Deutsche Bühnenaussprache – Hochsprache. 15. Aufl., Köln 1930.

Sievers, Eduard: Grundzüge der Phonetik. 5. Aufl., Leipzig 1901.

Sokolowsky, R.: Eine noch nicht beschriebene Form des Sigmatismus. Monatsschrift f. Ohrenheilkunde, IV., Berlin 1921.

Stein, Leopold: Zur Technik der Sigmatismenbehandlung. Wiener med. Wochenschrift, 78. Jahrgang, 1928, Nr. 29.

Stein, Leopold: Über die Behandlung der verschiedenen Formen des Sigmatismus. Wiener klin. Wochenschrift, 35. Jahrgang, 1922, Nr. 16.

Stein, Leopold: Das universelle Stammeln im Lichte der vergleichenden Sprachwissenschaft, Zeitschr. f. d. ges. Neurologie u. Psychiatrie, 95. Bd., 1925, Seite 100.

Stein, Leopold: Zum Wesen des Sigmatismus. Bericht über die Verhandlungen des II. Kongr. f. Logopädie und Phoniatrie, Leipzig und Wien 1927.

Stein, Leopold: Sprach- und Stimmstörungen und ihre Behandlung in der täglichen Praxis. Wien, Leipzig, Bern 1937.

Stein, Leopold: The Infancy of Speech and the Speech of Infancy. London 1949, besprochen von Felix Trojan, in: Folia Phoniatrica, Vol. 4, 1952, Heft 1.

Stern, Hugo: Über einige Erfahrungen auf dem Gebiete der Sprach- und Stimmheilkunde (Vortrag). Monatsschrift f. Ohrenheilkunde und Laryngo-Rhinologie, 69. Jahrgang, 1935, S. 813.

Sütterlin, L.: Die Lehre von der Lautbildung. 3. Aufl., Leipzig 1925.

Tench, Russel, W.: Sprachgewohnheiten und ihr Einfluß auf die Herstellung von Zahnersatz. Zahnärztl. Rdsch., 37. Jahrgang, 1928, Nr. 13.

van Thal, Joan, H.: A Simple Device for the Treatment of Sigmatism. Bericht über die Verhandlung des V. Kongr. d. intern. Ges. f. Logopädie und Phoniatrie, Leipzig-Wien 1933.

van Thal, Joan, H.: Einige psychologische Faktoren in der Behandlung der Gaumenspaltensprache. Monatsschr. f. Ohrenheilkunde u. Laryngo-Rhinologie, 71. Jahrgang, 1937, Heft 4.

Thomann, O.: Pathologie und Therapie der Sigmatismusformen. Ref. auf der Sonderschullehrerkonferenz 1934 (s. Führing-Lettmayer, Die Sprachfehler des Kindes. Wien 1951).

Thoms, Paul: Die pädagogische Arbeit an Sprachgeschädigten in ihren Wandlungen. Vox, Jahrgang 1929, Heft 4/5.

Ueberhorst, Adalbert: Welchen Einfluß haben die Zahn- u. Kieferdeformitäten auf die Bildung des S-Lautes? Zahnärztl. Rdsch., 41. Jahrgang, 1932, Nr. 8.

Viëtor, Wilhelm: Elemente der Phonetik des Deutschen, Englischen und Französischen. 5. Aufl., Leipzig 1904.

Viëtor, Wilhelm: Kleine Phonetik des Deutschen, Englischen und Französischen. 12. Aufl., Leipzig 1926.

Wagener, Hermann, Josef: Zur Frage der durch Kieferentwicklungsstörung und Zahnstellungsanomalie bedingten Sprechstörungen. Diss. Marburg 1933.

Weinert, Herbert: Kampf den Sprechfehlern. Leipzig 1938.

Weiß, Desider: Erfahrungen bei der Behandlung von Sigmatismen. Practica otorhino-laryngologica, Vol. 1, 1938, S. 248.

Weiß, Desider: Zusammenarbeit von Universitätslektoren für Sprechtechnik mit dem klinischen logopädischen Ambulatorium. Wiener med. Wochenschrift, 82. Jahrgang, Nr. 28.

Weithase, Irmgard: Die Geschichte der deutschen Vortragskunst im 19. Jahrhundert. Weimar 1940.

Weithase, Irmgard: Sprechübungen. 2. Aufl., Weimar 1953.

Wethlo, Franz: Deutsche S-Sch- und L-Laute mit gehobener oder gesenkter Zungenspitze. Arch. f. vergleichende Phonetik, 1. Bd., 1937, S. 28.

Wild, Walther: Funktionelle Prothetik. Basel 1950.

Wilhelm, Wolfgang: Die psychotherapeutischen Möglichkeiten der gezielten Stimmwiedergabe. Psychologische Rundschau, 4. Jahrgang, 1953, Heft 3.

Winkler, Christian: Die deutsche Sprechkunde seit Drachs Tod. Nachtrag in: Erich Drach, Sprecherziehung. 11. Aufl., Oberursel (Taunus) 1949.

Winkler, Christian: Lautreines Deutsch. Übungsstoffe zur Grundausbildung im Sprechen. Braunschweig, Berlin, Hamburg 1950.

Winkler, Ferdinand: Zur Psychologie und Psychotherapie des Stammelns. Bericht über die Verh. d. III. Kongr. d. intern. Ges. f. Logopädie u. Phoniatrie 1928, Leipzig-Wien 1929.

Wittsack, Richard: Sprechkunde – Normalschullehrer – sprachkrankes Kind. Das sprachkranke Kind, Halle 1930.

Wittsack, Richard: Forschungsbericht. Juli 1948.

Wittsack, Richard: Vorlesung.

Zelenka, F.: Zur Gewinnung von S und Sch. Zeitschr. f. Heilpäd., 28. Jahrgang, 1937, Heft 3.

o. Verf. (G. Zöppel): Zum 25 jährigen Bestehen des Städtischen Institutes für Stimm- und Sprachpflege. Chemnitz am 19. April 1951.

6 Anmerkungen

Einleitung

1) R. Schilling, Ein Beitrag zur Persönlichkeitsgestaltung des Erziehers, Folia Phoniatrica, Internationale Zeitschrift für Phoniatrie, Vol. 4, 1952, Fasc. 2, S. 120.
2) ebenda.
3) Richard Wittsack, Forschungsbericht, Juli 1948.
3a) G. Panconcelli-Calzia, Die Taschenbandstimme, Berlin 1953, S. 10.
4) Karl Cornelius Rothe, Pädagogische, didaktische u. logopädische Winke für Lehrer an Sonderklassen für sprachkranke Kinder, Beiträge zur Kinderforschung und Heilerziehung, 1920, H. 168, S. 16.
5) Rothe, a. a. O., S. 13.
6) Schilling, a. a. O., S. 127.
7) (Georg Zöppel) Zum 25jährigen Bestehen des städtischen Institutes für Stimm- und Sprachpflege, Chemnitz am 19. April 1951, S. 21.
8) Joan van Thal, Einige psychologische Faktoren in der Behandlung der Gaumenspaltensprache, Monatsschrift für Ohrenheilkunde und Laryngo-Rhinologie, 71. Jahrgang, 1937, H. 4, S. 430, 432.
9) A. Kern, Sprachentwicklung und Ganzheitsleseverfahren bei Stotterern und Stammlern, Bericht über die IV. Vers. d. deutschen Ges. f. Sprach- und Stimmheilkunde, Leipzig 1934, S. 52.
10) Richard Luchsinger, Der Mechanismus der Sprech- und Stimmbildung bei Laryngektomierten und die Übungsbehandlung, Practica oto-rhino-laryngologica, XIV. Bd., Basel/New York 1952, H. 4/5, S. 320.
11) Branco van Dantzig, Einzel- und Gruppenbehandlungsmethoden in der Sprachheilkunde, Monatsschrift f. Ohrenheilkunde u. Laryngo-Rhinologie, 71. Jahrgang, 1937, S. 610.
12) Rothe, a. a. O., S. 15 f.
13) Paul Thoms, Die pädagogische Arbeit an Sprachgeschädigten in ihren Wandlungen, Vox, Jahrgang 1929, H. 4/5, S. 40.

Die Arten und Formen der Sigmatismen

Das Wesen des Sigmatismus

1) R. Luchsinger und G. E. Arnold, Lehrbuch der Stimm- und Sprachheilkunde, Wien 1949, S. 271.

2) Max Nadoleczny, Kurzes Lehrbuch der Sprach- und Stimmheilkunde, Leipzig 1926, S. 64; ähnlich auch im Lehrbuch der Hals-, Nasen-, Ohren- und Mundkrankheiten, hrsg. von A. Barraud-Lausanne, F. R. Nager-Zürich, L. Rüedi-Bern, E. Schlittler-Samaden und J.-P. Taillens-Lausanne, Basel 1947, S. 422, unter der Bezeichnung Reibelaute übernommen.
3) Albert Liebmann, Vorlesungen über Sprachstörungen, Berlin 1909, H. 8, S. 4.
4) Albert Liebmann, Sprachstörungen und ihre Behandlung, Berlin o. J., S. 12.
5) Leopold Stein, Sprach- und Stimmstörungen und ihre Behandlung in der täglichen Praxis, Wien, Leipzig, Bern 1937, S. 77.
6) Emil Fröschels, Lehrbuch der Sprachheilkunde, 3. Aufl., Leipzig und Wien 1931, S. 312.
7) Theodor S. Flatau, Sprach- und Stimmstörungen, Neue deutsche Klinik, 10. Bd., Berlin-Wien 1932, S. 207.
8) Hermann Gutzmann, sen., Sprachheilkunde, 3. Aufl., Berlin 1924, S. 544.
9) Stein, a. a. O., S. 77.
10) Emil Fröschels, Singen und Sprechen, Leipzig u. Wien 1920, S. 264.
11) Carl Ludwig Merkel, Indikationen zur operativen Behandlung des Stammelns, Beiträge zur Gehör- und Sprachheilkunde, hrsg. von Eduard Schmalz, Leipzig 1846, H. 2, S. 4.
12) Raphael Coën, Spezielle Therapie des Stammelns, und der verwandten Sprachstörungen, Stuttgart 1889, S. 43 f.
13) A. Kussmaul, Die Störungen der Sprache, Leipzig 1877, S. 247. K. spricht hierbei von Sigmatismus und Parasigmatismus.
14) Wilhelm Brandenstein, Einführung in die Phonetik und Phonologie, Wien 1950, S. 47 f.
15) Eugen Dieth (unter Mitwirkung von Rudolf Brunner), Vademekum der Phonetik, Bern 1950, S. 186.
16) Hermann Josef Wagener, Zur Frage der durch Kieferentwicklungsstörung und Zahnstellungsanomalie bedingten Sprechstörungen, Diss. Marburg 1933, S. 8.
17) Theodor Siebs, Deutsche Bühnenaussprache - Hochsprache, 15. Aufl., Köln 1930, S. 70.
18) Rudolf Lindner, Zur Artikulation des S-Lautes im Taubstummenunterrichte, Vox, 24. Jahrgang, 1914, H. 2, S. 89.
19) A. Hoffmann, Der S-Laut, der schwierigste Konsonant unserer Muttersprache, Die Stimme, 21. Jahrgang, 1926/27, S. 194.
20) Fröschels, Sprachheilkunde, S. 313; s. a. Zur Ätiologie einiger Sigmatismen, Festskrift Tillägnad Hugo Pipping, Helsingford 1924, S. 114.
21) Luchsinger u. Arnold, a. a. O., S. 312.
22) Branco van Dantzig, Einzel- und Gruppenbehandlungsmethoden in der Sprachheilkunde, Monatsschrift für Ohrenheilkunde und Laryngo-Rhinologie, 71. Jahrgang, 1937, S. 614.
23) ebenda, S. 614; v. Essen, Allgemeine und angewandte Phonetik, Berlin 1953, S. 85, bezeichnet gleichfalls die S-Laute als besonders störungsempfindlich, s. a. S. 73; ähnlich auch bei Christian Winkler, Lautreines Deutsch, Braunschweig, Berlin, Hamburg 1950, S. 12.

24) Fröschels, Sprachheilkunde, S. 379; auch in Stimme u. Sprache in der Heilpädagogik, Halle 1926, S. 99.
25) Heinrich Möhring, Lautbildungsschwierigkeiten im Deutschen, Ztschr. f. Kinderforschung, 47. Bd., 1938, H. 4, S. 200.
26) ebenda, S. 222 f.
27) Desider Weiß, Erfahrungen bei der Behandlung von Sigmatismen, Practica otorhino-laryngologica, Vol. 1, 1938, S. 248.
28) E. Hasenkamp, Eine Lautüberprüfung bei Schulanfängern der Sprachheilschule, Vox, Jahrgang 1929, H. 4/5, S. 30 f.
29) Luchsinger u. Arnold, a. a. O., S. 259, 272.
30) Hoffmann, Die Stimmbildungslehre Professor Engels als Grundlage der sprachlichen Behandlung sprach- und stimmgestörter Kinder, Ztschr. f. die Behandlung Schwachsinniger, 45. Jahrgang, Nr. 1, 1925, S. 1.
31) Desider Weiß, Zusammenarbeit von Universitätslektoren für Sprechtechnik mit dem klinischen logopädischen Ambulatorium, Wiener med. Wochenschrift, 82. Jahrgang, Nr. 28, S. 928 f.
32) Gottfried E. Arnold, Die Zusammenarbeit der Universitätslektoren für Sprechtechnik mit dem Spracharzt, Wiener klin. Wochenschrift, 54. Jahrgang, 1941, S. 706; in der prozentualen Darstellung ergibt sich „dennoch der alte Erfahrungssatz..., demzufolge das männliche Geschlecht mehr zu Sprachfehlern neigt. Es ließen sich nämlich 24,1% männliche und 19,7% weibliche Sigmatiker errechnen..." (S. 707).
33) Hans Krech, Die Lehrerstimme, Wissenschaftliche Ztschr. der Martin-Luther-Universität Halle-Wittenberg, 1951/52, H. 3, S. 76 f.; im Verlauf eines Praktikums wurden im Juli 1953 Überprüfungen auf S-Störungen bei Kindern im Grundschulalter durchgeführt. Die Diagnostizierungen erfolgten im Verlauf eines dreiwöchentlichen Zusammenseins mit den Kindern und konnten sehr eingehend vorgenommen werden. Von den beobachteten 189 Kindern wiesen 34 Sigmatismen auf, also etwa 18%. Die Schüler standen im Alter von sieben bis vierzehn Jahren und kamen aus den verschiedensten Klassen, so dass trotz der geringen Gesamtzahl eine gewisse Übersicht gewährleistet ist.

Die Physiologie der S-Laute

34) Wilhelm Brandenstein, a. a. O., S. 47 f.
35) Dieth, a. a. O., S. 186.
36) Maximilian Führing und Otto Lettmayer, Die Sprachfehler des Kindes und ihre Beseitigung, Wien 1951, S. 19; v. Essen (a. a. O., S. 73) bezeichnet die S-Laute ihrem Hauptmerkmal nach als „alveolar-prädorsale Bildungen, doch spielen die Schneidezähne eine nicht minder wesentliche Rolle. Die Lippen sind leicht gespreizt (Mundwinkel zurückgezogen, im Umgangssprechen jedoch kaum merklich oder gar nicht), die Vorderzahnschneiden stehen einander in kurzer Entfernung gegenüber; das Velum ist gehoben. Die Zungenspitze stützt sich gegen die lingualen Flächen der unteren Schneidezähne, der vordere Teil des Zungenrü-

ckens wölbt sich dem vorderen Teile des harten Gaumens entgegen und bildet eine Mittelrinne. Unmittelbar hinter der Zungenspitze entsteht eine leichte Einsenkung, eine Art flaches Kesselchen. Die Atemluft wird durch den zwischen Gaumen- und Zungenfläche gebildeten Kanal hindurchgetrieben und strahlartig auf die Schneidezahnkanten gelenkt. So entsteht ein scharfes Reibegeräusch, in dem sich physikalisch hohe Frequenzen nachweisen lassen". W. Meyer-Eppler, Zum Erzeugungsmechanismus der Geräuschlaute, Phonetik, 7. Jahrgang, 1953, H. 3/4, S. 211 f., bestätigt dagegen noch einmal besonders, dass die unteren Schneidezähne für die deutschen S-Laute keine Rolle spielen, ja, dass selbst beim Fehlen auch der oberen Schneidezähne ein einwandfreies S möglich ist und schließt daraus, dass für die deutschen S-Laute lediglich die „Engenbildung zwischen dem Zungenblatt und den Alveolen oder, falls vorhanden, den oberen Schneidezähnen wichtig ist, dass hingegen Schneidentöne, wenn sie überhaupt auftreten, nur als unwesentliche zusätzliche Färbung zu werten sind". Ebenfalls spielt nicht die Härte der Zähne oder die Weichheit der Schleimhaut irgendeine Rolle, sondern nur „die Rauhigkeit der die Strömung umschließenden Wände". Als Beleg verweist Meyer-Eppler auf ein Abdecken der unteren Schneidezähne durch Pappe oder durch einen Wulst von unvulkanisiertem Kautschuk oder auch das ungestört mögliche Bilden inspiratorischer S-Laute.

37) Carl Ludwig Merkel, Physiologie der menschlichen Sprache (physiologische Laletik), Leipzig 1866, S. 188 ff.; s. a. Franz Wethlo, Deutsche S-Sch- und L-Laute mit gehobener oder gesenkter Zungenspitze, Arch. f. vergleichende Phonetik, 1. Bd., 1937, S. 29.
38) Wethlo, a. a. O., S. 28; Ernst Brücke, Grundzüge der Physiologie und Systematik der Sprachlaute, für Linguisten und Taubstummenlehrer, Wien 1856, S. 38 ff.; C. L. Merkel, Anatomie und Physiologie des menschlichen Stimm- und Sprachorgans (Anthropophonik), Leipzig 1857, S. 868 ff.
39) L. Sütterlin, Die Lehre von der Lautbildung, 3. Aufl., Leipzig 1925, S. 115.
40) ebenda.
41) Eduard Sievers, Grundzüge der Phonetik, 5. Aufl., Leipzig 1901, S. 130.
42) Wilhelm Viëtor, Elemente der Phonetik des Deutschen, Englischen und Französischen, 5. Aufl., Leipzig 1904, S. 200, Anm. 1; derselbe, Kleine Phonetik des Deutschen, Englischen und Französischen, 12. Aufl., besorgt von E. A. Meyer, Leipzig 1926, S. 58.
43) Elise Richter, Lautbildungskunde, Einführung in die Phonetik, Leipzig, Berlin 1922, S. 53 f.
44) Führing-Lettmayer, a. a. O., S. 19.
45) Dieth, a. a. O., S. 186; ebenso auch v. Essen, S. 73.
46) Brandenstein, a. a. O., S. 50.
47) Sütterlin, a. a. O., S. 115.
48) Führing-Lettmayer, a. a. O., S. 19; auch bei v. Essen (a. a. O., S. 73) findet sich die Bezeichnung „dorsale Bildung" unter Hinweis auf Wethlo.
49) Sievers, a. a. O., S. 130.
50) ebenda, S. 61; „Die Zunge ist hier nach dem Gaumendach auf- und zurückgebogen".

51) Dieth, a. a. O., S. 186.
52) Richter, a. a. O., S. 54; s. a. Gutzmann, sen., Sprachheilkunde, a. a. O., S. 554.
53) Coën, a. a. O., S. 45; in Pathologie und Therapie der Sprachanomalien, Wien und Leipzig 1886, S. 8 f., Anm. 1, wird zur Bildung des Sch-Lautes auch auf das „S¹" Brückes mit gehobener Zungenspitze verwiesen.
54) Liebmann, Vorlesungen über Sprachstörungen, H. 8, S. 5.
55) Leo Barczinski, Kasuistischer Beitrag zur Sigmatismusfrage, Wiener med. Wochenschrift, 82. Jahrgang 1932, Nr. 28, S. 895.
55a) Lehrbuch der Hals-, Nasen-, Ohren- und Mundkrankheiten, a. a. O., S. 422
56) Luchsinger und Arnold, a. a. O., S. 287; ebenso auch Ernst Barth (Einführung in die Physiologie, Pathologie und Hygiene der menschlichen Stimme, Leipzig 1911, S. 447 f.): „Das richtige S entsteht dadurch, dass der vordere konvex gekrümmte Teil der Zunge gegen den vorderen Teil des harten Gaumens gelegt wird, während sich die Zungenspitze nach abwärts gegen die untere Zahnreihe stemmt" und neuerdings Julius Berendes (Einführung in die Sprachheilkunde, Leipzig 1953, H. 9 der zwanglosen Schriftenreihe ‚Hals-, Nasen- und Ohrenheilkunde', S. 38): „Die Zungenspitze senkt sich bis etwa hinter und unter die Schneiden der beiden mittleren unteren Schneidezähne".
57) Emil Fröschels, Die Beziehungen der Stomatologie zur Logopädie, in: Scheff-Pichler, Handbuch der Zahnheilkunde, Berlin-Wien 1931, VI., S. 93.
58) Nadoleczny, a. a. O., S. 64.
59) Stein, a. a. O., S. 77.
60) Theodor S. Flatau, a. a. O., S. 209.
61) Führing-Lettmayer, a. a. O., S. 19 f.
62) Sievers, a. a. O., S. 130; v. Essen, a. a. O., S. 73, hält die verschiedenen Bildungsweisen „vielleicht (für) ... regional gebunden".
63) Dieth, a. a. O., S. 187.
64) Wethlo, a. a. O., S. 30.
65) Nadoleczny, a. a. O., S. 64.
66) Joseline Kramer, Der Sigmatismus, seine Bedingungen und seine Behandlung, Solothurn 1939, S. 13.
67) Kramer, a. a. O., S. 13.
68) Flatau, a. a. O., S. 209.
69) Kramer, a. a. O., S. 13.
70) Wethlo, a. a. O., S. 30 f.; vgl. auch v. Essen, a. a. O., S. 73.
71) Führing-Lettmayer, a. a. O., S. 19.
72) Stein, a. a. O., S. 77; s. a. Anmerkung 56 (Barth).
73) Richard Wittsack, Vorlesung.
74) Rudolf Lindner, a. a. O., S. 92.
75) Kramer, a. a. O., S. 13.
76) P. Grützner, Physiologie der Stimme und Sprache, in: L. Hermanns Handbuch der Physiologie, I. Bd., 2. Teil, Leipzig 1879, S. 219, u. a. a. bei Erwin Reichenbach, Bemerkungen zu Fröschels Arbeit «Über eine noch nicht beschriebene Mitbewegung», Med. klin. Wochenschr., 23. Jahrgang, 1927, Nr. 6, S. 213.
77) Hermann Gutzmann, sen., Über die verschiedenen Formen des Lispelns unter

Berücksichtigung des Einflusses von Zahnanomalien, Zahnärztliche Rundschau, 30. Jahrgang, 1921, Nr. 18, S. 274, u. a. a. bei Reichenbach, a. a. O., S. 213.
78) Liebmann, a. a. O., S. 5.
79) Theodor S. Flatau, Sprachgebrechen des jugendlichen Alters in ihren Beziehungen zu Krankheiten der oberen Luftwege, Halle 1896, in: Sammlung zwangloser Abhandlungen aus dem Gebiete der Nasen-, Ohren-, Mund- und Halskrankheiten, 1. Bd., H. 8, S. 42.
80) Max Nadoleczny, Die Sprach- und Stimmheilkunde der Gegenwart, Zeitschrift f. Kinderforschung, 44. Bd., Berlin 1935, S. 279.
81) Reichenbach, a. a. O., S. 213.
82) Wagener, a. a. O., S. 8.
83) Herbert Neumann, Die Bedeutung der Zähne für die Sprache, Zahnärztliche Rundschau, 34. Jahrgang, 1925, Nr. 23, S. 346.
84) Luchsinger u. Arnold, a. a. O., S. 287; ähnlich v. Essen, a. a. O. S. 73.
84a) Helmut Loebell, Die Hals-, Nasen-, Ohrenheilkunde mit Auswahl und besonderer Berücksichtigung der Beziehungen zur Zahnheilkunde für Studierende, Zahnärzte und Ärzte, 3. neubearbeitete Aufl., Leipzig 1950, S. 64: „Die Zahnreihen des Ober- und Unterkiefers stehen dabei (Unterkiefer ist etwas vorgeschoben) fast gerade aufeinander."
84b) Lehrbuch der Hals-, Nasen-, Ohren- und Mundkrankheiten, a. a. O., S. 422.
85) Dieth, a. a. O., S. 186.
86) Emil Fröschels, Zur Sigmatismusfrage, Wiener med. Wochenschr., 78. Jahrgang, 1928, S. 1435.
87) Desider Weiss, Erfahrungen bei der Behandlung von Sigmatismen, Practica otorhino-laryngologica, Vol. 1, 1938, S. 256 f.
88) Führing-Lettmayer, a. a. O., S. 31; ähnlich Alexander Kube, Ein Beitrag zur systematischen Behandlung des Sigmatismus, Pädagogik, Heft 4/5, 1954: „Das Aufeinanderbeißen der Schneidezähne ist unnatürlich und wird auch als Hilfsmittel bei der Anbildung des S-Lautes grundsätzlich abgelehnt. Kein Mensch kann in der fließenden Sprache die dazu erforderlichen Kieferbewegungen ausführen." Lockere Kieferbewegungen werden verhindert.
89) Sveinn Bergsveinsson, Zur Therapie des Sigmatismus, Arch. f. Sprach- und Stimmphysiologie und Sprach- und Stimmheilkunde, 4. Bd., 1940, H. III/IV, S. 176.
90) Otto Bremer, Deutsche Phonetik, Leipzig 1893, S. 69.
91) Führing-Lettmayer, a. a. O., S. 20.
92) Wagener, a. a. O., S. 8.
93) Viëtor, Kleine Phonetik..., a. a. O., S. 56.
94) Bremer, a. a. O., S. 68 f.
95) Viëtor, Elemente der Phonetik..., a. a. O., S. 190, Anm. l.
96) Sievers, a. a. O., S. 131.
97) Sütterlin, a. a. O., S. 116.
98) Sievers, a. a. O., S. 131.
99) Otto Jespersen, Lehrbuch der Phonetik, 4. Aufl., Leipzig-Berlin 1926, S. 46, u. a. a. bei Führing-Lettmayer, a. a. O., S. 34, Anm. 1; vgl. v. Essen, a. a. O., S. 72.

100) Führing-Lettmayer, a. a. O., S. 35.
101) Coën, a. a. O., S. 66.
101a) v. Essen, a. a. O., S. 72.
102) Wethlo, a. a. O., S. 32.
103) H. Gutzmann, sen., Über die verschiedenen Formen des Lispelns, a. a. O., S. 274.
104) Emil Fröschels, Die Beziehungen der Stomatologie zur Logopädie, a. a. O., S. 95.
105) Nadoleczny, Die Sprach- und Stimmheilkunde der Gegenwart, a. a. O., S. 279.
106) Flatau, a. a. O., S. 42 f.
107) Coën, a. a. O., S. 66.
108) Liebmann, Sprachstörungen, H. 8, a. a. O., S. 5.
109) Stein, a. a. O., S. 90.
110) Nadoleczny, Kurzes Lehrbuch..., a. a. O., S. 71.
111) Dieth, a. a. O., S. 187; Das Lehrbuch der Hals-, Nasen-, Ohren- und Mundkrankheiten, a. a. O., S. 422 f., führt etwa Gleiches aus, bringt aber noch den Hinweis auf ein Vorschieben des Kinnes und eine Engenbildung mehr rückwärts als beim S.
112) Wethlo, a. a. O., S. 32.

Die Einteilung der Sigmatismen

113) Luchsinger u. Arnold, a. a. O., S. 272.
114) Kussmaul, a. a. O., S. 247.
115) Liebmann, Sprachstörungen, H. 8, a. a. O., S. 10.
116) Walter Klestadt, Die soziale zahnärztliche Tätigkeit und Sprachstörungen, Zahnärztliche Rundschau, 37. Jahrgang, 1928, Nr. 26, S. 1073.
117) Luchsinger u. Arnold, a. a. O., S. 272.
118) Franz Brode, Über die Beziehungen zwischen Zahnheilkunde und Sprachheilkunde, Diss. Königsberg 1929, S. 10; vgl. a. v. Essen, a. a. O., S. 73.
119) Gutzmann, Sprachheilkunde..., a. a. O., S. 545; u. a. a. bei Fröschels, Sprachheilkunde..., a. a. O., S. 316.
120) Stein, a. a. O., S. 78.
121) Esti Freud, Über die Aussprache des Sch bei multipler Interdentalität, Eos, Zeitschrift f. Heilpädagogik, 21. Jahrgang, 1929, H. 6, S. 139.
122) Trude Newekluf, Über die Häufigkeit der multiplen Interdentalität (Fröschels), Monatsschrift f. Ohrenheilkunde u. Laryngo-Rhinologie, 62. Jahrgang, 1928, H. 7/8, S. 865.
123) Emma Moščisker, Zur multiplen Interdentalität (Fröschels), Wiener med. Wochenschr., 82. Jahrgang, 1932, Nr. 28, S. 909.
124) Emil Fröschels, Zur Ätiologie einiger Sigmatismen, a. a. O., S. 118; s. a. Emil Fröschels, Beobachtungen an Sigmatismen, Zeitschrift f. Hals-, Nasen- u. Ohrenheilkunde, 13. Bd., 1926, S. 608.
125) Stein, a. a. O., S. 77.
126) Führing-Lettmayer, a. a. O., S. 21.
127) Moščisker, a. a. O., S. 909.

128) Liebmann, Sprachstörungen, H. 8, a. a. O., S. 10 f.
129) Nadoleczny, Kurzes Lehrbuch..., a. a. O., S. 66 f., u. a. a. Die Sprach- u. Stimmheilkunde der Gegenwart, a. a. O., S. 280.
130) Fröschels, Sprachheilkunde, a. a. O., S. 314.
131) H. Gutzmann, sen., Behandlung der Sprachstörungen, in: Handbuch der gesamten Therapie, 4. Bd., 5. Aufl., Jena 1917, S. 403.
132) Nadoleczny, Kurzes Lehrbuch..., a. a. O., S. 67.
133) Fröschels, Sprachheilkunde, a. a. O., S. 314, Anm. 2.
134) Stein, a. a. O., S. 79 f.
135) Luchsinger u. Arnold, a. a. O., S. 273.
136) Nadoleczny, Kurzes Lehrbuch..., a. a. O., S. 67.
137) Brode, a. a. O., S. 10.
138) Herold, Experimentalphonetische Untersuchungen über die Bildung des S-Lautes, Diss. Freiburg 1935, S. 19.
139) Nadoleczny, a. a. O., S. 67.
140) Flatau, a. a. O., S. 43.
141) Gutzmann, Sprachheilkunde, a. a. O., S. 549.
142) Liebmann, Sprachstörungen, H. 8, S. 21; s. a. Sprachstörungen und ihre Behandlung, Berlin o. J., S. 13.
143) Raphael Coën, Pathologie und Therapie der Sprachanomalien f. Ärzte und Studierende, Wien und Leipzig 1886, S. 11.
144) Kussmaul, a. a. O., S. 248.
145) Luchsinger u. Arnold, a. a. O., S. 273.
146) Führing-Lettmayer, a. a. O., S. 21.
146a) Rethmann, H., Die Aussprachestörung und ihre Bedeutung für die Zahnheilkunde, Das Deutsche Zahnärzteblatt, VII. Jg., 1953, H. 23, S. 778.
147) Nadoleczny, Kurzes Lehrbuch..., a. a. O., S. 67.
148) Herold, a. a. O., S. 20.
149) Führing-Lettmayer, a. a. O., S. 21.
150) Luchsinger u. Arnold, a. a. O., S. 273.
151) Führing-Lettmayer, a. a. O., S. 21.
152) Fröschels, Sprachheilkunde, a. a. O., S. 314.
153) Luchsinger u. Arnold, a. a. O., S. 273.
154) Gutzmann, sen., Über die verschiedenen Formen des Lispelns unter Berücksichtigung des Einflusses von Zahnanomalien, a. a. O., S. 275.
155) Nadoleczny, Kurzes Lehrbuch..., a. a. O., S. 67.
156) Herold, a. a. O., S. 20.
157) Herbert Knobel, Beziehungen zwischen Fehlbildungen der Zischlaute und Kiefer-Zahnstellungsanomalien, Arch. f. Sprach- u. Stimmphysiologie und Sprach- u. Stimmheilkunde, 3. Bd., 1939, 2. Abt., H. 2, S. 114.
158) Luchsinger u. Arnold, a. a. O., S. 273.
159) Hans Krech, Die Therapie eines schweren Falles von Sigmatismus lateralis, Zeitschr. f. Phonetik, 1952, H. 1/2, S. 111.
160) Emil Fröschels, Zur Sigmatismusfrage, Wiener med. Wochenschr. 78. Jahrgang, 1928, S. 1436 (Diskussionsbeitrag Stern).

161) Luchsinger u. Arnold, a. a. O., S. 273 f.
162) Liebmann, Sprachstörungen, H. 8, a. a. O., S. 21 f.
163) Hans Dirr, Der Einfluss der Sprachgebrechen auf den Bildungsstand der Elementarklassen an Sprachheilschulen, Zeitschr. f. Kinderforschung, 38. Bd., 1931, S. 225.
164) Flatau, Sprach- u. Stimmstörungen, a. a. O., S. 210.
165) Auer, Wilhelm, Die Bedeutung der Zähne für die Sprachlautbildung, Diss. Würzburg 1923, S. 11.
166) Nadoleczny, Kurzes Lehrbuch..., a. a. O., S. 66.
167) Herold, a. a. O., S. 19.
168) A. Hoffmann, a. a. O., S. 196.
169) Fröschels, Sprachheilkunde, a. a. O., S. 314.
170) Gutzmann, sen., Sprachheilkunde, a. a. O., S. 544.
171) Flatau, a. a. O., S. 210.
172) Herold, a. a. O., S. 19.
173) Luchsinger u. Arnold, a. a. O., S. 274.
174) ebenda, S. 274.
175) Herold, a. a. O., S. 19.
176) ebenda, S. 19.
177) Knobel, a. a. O., S. 112.
178) Luchsinger u. Arnold, a. a. O., S. 274.
179) Herold, a. a. O., S. 19.
180) Luchsinger u. Arnold, a. a. O., S. 274.
181) Stein, a. a. O., S. 80; v. Essen, a. a. O., S. 74, schlägt die Bezeichnung "Sch-Laut ohne Lippenrundung" vor.
182) Gutzmann, Sprachheilkunde, a. a. O., S. 544.
183) Flatau, a. a. O., S. 210.
184) Nadoleczny, Kurzes Lehrbuch..., a. a. O., S. 66.
185) Herold, a. a. O., S. 19.
186) Nadoleczny, a. a. O., S. 66.
187) Luchsinger u. Arnold, a. a. O., S. 273.
188) ebenda, S. 273.
189) Stein, a. a. O., S. 81.
190) Führing-Lettmayer, a. a. O., S. 22.
191) Nadoleczny, a. a. O., S. 67.
192) Margarete Ringer, Über Sigmatismus labialis, Arch. Néerlandaises, Tome XIV., 1938, S. 80; s. a. Luchsinger u. Arnold S. 274.
193) Ringer, a. a. O., S. 80.
194) ebenda, S. 82.
195) Luchsinger u. Arnold, a. a. O., S. 274.
196) Ringer, a. a. O., S. 80.
197) Ringer, a. a. O., S. 81.
198) Ringer, a. a. O., S. 89 f.
199) Luchsinger u. Arnold, a. a, O., S. 274.
200) Führing-Lettmayer, a. a. O., S. 22.

201) ebenda, S. 22; u. a. a. Luchsinger u. Arnold, a. a. O., S. 274 und Ringer, a. a. O., S. 89.
202) Nadoleczny, a. a. O., S. 67.
203) Führing-Lettmayer, a. a. O., S. 22.
204) Gutzmann, sen., Sprachheilkunde, a. a. O., S. 553.
205) Fröschels, Sprachheilkunde, a. a. O., S. 320.
206) Nadoleczny, Kurzes Lehrbuch..., a. a. O., S. 68.
207) Felix Schleißner, Sigmatismus nasalis, Med. päd. Monatsschrift f. d. gesamte Sprachheilkunde mit Einschluss der Hygiene der Lautsprache, 15. Jahrgang, 1905, S. 329.
208) Hugo Stern, Der Sigmatismus nasalis, eine Monographie, Arch. f. Laryngologie und Rhinologie, 34. Bd., H. 1.
209) Herrmann, Über Sigmatismus nasalis, Bericht über d. III. Vers. d. deutschen Gesellschaft f. Sprach- u. Stimmheilkunde, Leipzig 1931, S. 522.
210) R. Imhofer, Zur Kasuistik des Parasigmatismus nasalis, Zeitschrift f. Hals-, Nasen- und Ohrenheilkunde, 14. Bd., 1926, H. 1/2, S. 127.
211) Liebmann, Sprachstörungen, a. a. O., H. 8, S. 25.
212) Schleißner, a. a. O., S. 330.
213) Stein, a. a. O., S. 78.
214) R. Sokolowsky, Eine noch nicht beschriebene Form des Sigmatismus, Monatsschrift f. Ohrenheilkunde, IV., Berlin 1921, S. 1640.
215) Luchsinger u. Arnold, a. a. O., S. 274 ff.; s. a. Gottfried Arnold, Die nasalen Sigmatismen. Arch. f. Ohren-, Hals- u. Kehlkopfheilkunde sowie die angrenzenden Gebiete, 1943, S. 57 ff.
216) Luchsinger und Arnold, a. a. O., S. 259.
217) ebenda, S. 287.
218) Kramer, a. a. O., S. 16.
219) ebenda, S. 16.
220) Nadoleczny, Kurzes Lehrbuch..., a. a. O., S. 68.

Die Therapie der Sigmatismen seit C. L. Merkel

Allgemeine Übersicht

1) C. L. Merkel, Indikationen zur operativen Behandlung des Stammelns, Beiträge zur Gehör- und Sprachheilkunde, hrsg. von Eduard Schmalz, Leipzig 1846, H. 2, S. 1 ff.
2) Luchsinger und Arnold, a. a. O., S. 261.
3) Eduard Schmalz, Über Stammeln und Stottern, Beiträge zur Gehör- und Sprachheilkunde, Leipzig 1846, H. 1, S. 120 ff.
4) Irmgard Weithase, Die Geschichte der deutschen Vortragskunst im 19. Jahrhundert, Weimar 1940, S. 57 ff.

5) Kussmaul, a. a. O., S. 247.
6) Raphael Coën, Spezielle Therapie des Stammelns und der verwandten Sprachstörungen, Stuttgart 1889, S. 43 ff.; derselbe, Pathologie und Therapie der Sprachanomalien für Ärzte und Studierende, Wien und Leipzig 1886, Abschnitt „Lispeln"; derselbe, Über Pathologie und Therapie der Sprachstörungen, Wien 1896, S. 2 f.
7) Hermann Gutzmann, sen., Behandlung der Sprachstörungen, in: Handbuch der gesamten Therapie, 4. Bd., 5. Aufl., Jena 1917, S. 403 f.; derselbe, Sprachheilkunde, 3. Aufl., Berlin 1924, S. 544 ff.
8) Hermann Gutzmann, jun., Die verschiedenen Formen der Sprechstörungen und ihre Behandlung, in: Therapie der Gegenwart, Jahrgang 1939, S. 444; Versuche mit Glutamin-Behandlung bei Sprachstörungen aller Art, Folia Phoniatrica, Vol. 6, 1954, Heft 1, S. 1 ff.
9) Albert Liebmann, Vorlesungen über Sprachstörungen, Berlin 1898, H. 2, Therapie; derselbe, Vorlesungen über Sprachstörungen, Berlin 1909, H. 8, S. 14 ff.; derselbe, Sprachstörungen und ihre Behandlung, Berlin o. J., S. 17 ff.
10) Emil Fröschels, Lehrbuch der Sprachheilkunde, Leipzig und Wien, 3. umgearbeitete Aufl., 1931, S. 325 ff.; derselbe, Über die Bedeutung der Sprachheilkunde nebst neuen Methoden zur Heilung des Sigmatismus, Die Stimme, 4. Jahresband, 1909/10, S. 55; derselbe, Singen und Sprechen, Leipzig und Wien 1920, S. 265 f.; derselbe, Die Beziehungen der Stomatologie zur Logopädie, in: Scheff-Pichler, Handbuch der Zahnheilkunde, Berlin-Wien 1931, VI., S. 105 ff.; derselbe, Stimme und Sprache in der Heilpädagogik, Halle 1926, S. 83.
11) Theodor S. Flatau, Sprach- und Stimmstörungen, Neue deutsche Klinik, 10. Bd., Berlin-Wien 1932, S. 211 ff., 228; derselbe, Sprachgebrechen des jugendlichen Alters in ihren Beziehungen zu Krankheiten der oberen Luftwege, Halle 1896, in: Sammlung zwangloser Abhandlungen aus dem Gebiete der Nasen-, Ohren-, Mund- und Halskrankheiten, 1. Bd., H. 8, S. 46 f.
12) Leopold Stein, Sprach- und Stimmstörungen und ihre Behandlung in der täglichen Praxis, Wien, Leipzig, Bern 1937, S. 84 ff.; derselbe, Über die Behandlung der verschiedenen Formen des Sigmatismus, Wiener klin. Wochenschrift, 35. Jahrgang, 1922, Nr. 16, S. 367 f.; derselbe, Zur Technik der Sigmatismusbehandlung, Wiener med. Wochenschrift, 78. Jahrgang, 1928, Nr. 29, S. 968, 971.
13) Max Nadoleczny, Kurzes Lehrbuch der Sprach- und Stimmheilkunde, Leipzig 1926, S. 69 ff.; derselbe, Die Sprach- und Stimmheilkunde der Gegenwart, Zeitschrift für Kinderforschung, 44. Bd., Berlin 1935, S. 282.
14) Luchsinger und Arnold, a. a. O., S. 316 f.
15) Felix Franke, Über operative Behandlung des Lispelns, Deutsche med. Wochenschrift, 50. Jahrgang, 1924, Nr. 8, S. 237, Nr. 25, S. 844.
16) Nadoleczny, Kurzes Lehrbuch..., a. a. O., S. 69.

17) Emil Fröschels, Über die operative Behandlung des Lispelns, Deutsche med. Wochenschrift, 50. Jahrgang, 1924, Nr. 12, S. 375.
18) Friedrich Gumpertz, Sprachstörungen des Kindesalters, in: Ergebnis der gesamten Medizin, hrsg. von Brugsch, 7. Bd., Berlin-Wien 1925, S. 167, 183 ff.
19) R. Imhofer, Zur Kasuistik des Parasigmatismus nasalis, Zeitschrift für Hals-, Nasen- und Ohrenheilkunde, 14. Bd., 1926, H. 1/2, S. 130 ff.
20) Otto Grebe, Die funktionellen Sprachstörungen (Stottern, Poltern, Stammeln usw.) und ihre Behandlung in der Hypnose, Wege zur Heilpädagogik, Halle 1927, H. 2, S. 4 f., 52.
21) Hermann Owert, Die zahnärztliche Behandlung funktioneller Sprachstörungen vermittelst Spezialprothesen, Vox, 31. Jahrgang, 1921, H. 1/2, S. 28 f., 35.
22) Stein, Sprach- und Stimmstörungen..., a. a. O., S. 87.
23) Hermann Josef Wagener, a. a. O., S. 22.
24) Franz Brode, Über die Beziehungen zwischen Zahnheilkunde und Sprachheilkunde, Diss. Königsberg 1929, S. 17 f.
25) Ferdinand Winkler, Zur Psychologie und Psychotherapie des Stammelns, Bericht über die Verhandlungen d. III. Kongr. d. intern. Gesellschaft f. Logopädie und Phoniatrie 1928, Leipzig-Wien 1929, S. 79 f.
26) Wagener, a. a. O., S. 21.
27) Joan H. van Thal, A Simple Device for the Treatment of Sigmatism, Bericht über die Verhandlung des V. Kongr. d. intern. Gesellschaft f. Logopädie und Phoniatrie, Leipzig-Wien 1933, S. 80 f.
28) Gertrud Lasch, Kasuistische Beiträge zur Stimm- und Sprachheilkunde, Monatsschrift für Ohrenheilkunde und Laryngo-Rhinologie, 67. Jahrgang, 1933, H. 10, S. 1198.
29) Renate Corvin-Krupski, Neue Behelfe zur Behandlung von Sigmatismen, Wiener med. Wochenschrift, 1935, Nr. 10, S. 262 ff.
30) Herbert Knobel, Beziehungen zwischen Fehlbildungen der Zischlaute und Kiefer-Zahnstellungsanomalien, Arch. f. Sprach- und Stimmphysiologie und Sprach- und Stimmheilkunde, 3. Bd., 1939, 2. Abt., H. 2, S. 125.
31) Herbert Weinert, Kampf den Sprechfehlern, Leipzig 1938, S. 72 ff.
32) Kramer, a. a. O., S. 33.
33) Desider Weiß, Erfahrungen bei der Behandlung von Sigmatismen, Practica otorhino-laryngologica, Vol. 1, 1938, S. 250 ff.
34) Sveinn Bergsveinsson, Zur Therapie des Sigmatismus, Arch. f. Sprach- und Stimmphysiologie und Sprach- und Stimmheilkunde, 4. Bd., 1940, H. III/IV, S. 176 f.
35) Theodora Hoffmann, Das Kind lernt sprechen, Lindau-Bodensee 1941, S. 27 ff.
36) Leo Barczinski, Kasuistischer Beitrag zur Sigmatismusfrage, Wiener med. Wochenschrift, 82. Jahrgang, 1932, Nr. 28, S. 895 f.

36a) Lehrbuch..., a. a. O., S. 425.
37) A. Rösler, Die fröhliche Sprechschule, 2. Aufl., neubearbeitet von H. Scheibel, Halle 1949, S. 53.
38) Kramer, a. a. O., S. 30 f.
39) Irmgard Weithase, Sprechübungen, Weimar 1950, S. 121 f.; 2. Aufl., Weimar 1953, S. 128 f.
40) R. Luchsinger und G. E. Arnold, Lehrbuch der Stimm- und Sprachheilkunde, Wien 1949, S. 287 f.; G. E. Arnold, Die nasalen Sigmatismen, Arch. f. Ohren-, Nasen- und Kehlkopfheilkunde sowie die angrenzenden Gebiete, 1943, S. 113 ff.
41) Maximilian Führing und Otto Lettmayer, Die Sprachfehler des Kindes und ihre Beseitigung, Wien 1951, S. 25.
41a) Alexander Kube, Ein Beitrag zur systematischen Behandlung des Sigmatismus, Pädagogik, H. 4/5, 1954.

Einordnung der Therapien

42) Führing-Lettmayer, a. a. O., S. 25.
43) Kramer, a. a. O., S. 33 ff.
44) Weinert, a. a. O., S. 76.
45) A. Hoffmann, a. a. O., S. 199.
46) Karl Baldrian, Begründung des Gebrauches von Spiegel, Spatel und Sonde, dreier Hilfsmittel im Artikulationsunterrichte Taubstummer, Eos, Vierteljahrschrift für die Erkenntnis und die Behandlung jugendlicher Abnormer, 1. Jahrgang, 1905, S. 282.
47) Weinert, a. a. O., S. 73 ff.
48) Kramer, a. a. O., S. 35 f.
49) Neumann, a. a. O., S. 346.
50) Franz Frenzel, Die Sprachpflege in der Hilfsschule, 3. Aufl., Halle 1926, S. 56.
51) Esti Freud, Petit appareil pour la Thérapie de la Dyslalie du son "CH", Practica oto-rhino-laryngologica, Intern. Zeitschrift f. Hals-, Nasen- Ohrenheilkunde und ihre Grenzgebiete, Vol. 1, 1938, S. 436.
51a) Léonie von Bodenhausen-Satory, Die Erziehung der Stimme zur Veredlung der Sprache, zur Beseitigung von Sprachfehlern, sowie zur Verhütung und Heilung von Halsleiden, 2. Aufl., Cassel, 1925, S. 60. Verwendet wird eine rechtwinklig abgebogene Haarnadel. Bodenhausen-Satory bezeichnet das Heben der Zungenspitze hinter die Oberzähne, sie erwähnt nur ein sinngemäß dorsales S, bereits als Fehlleistung (S. 59). Terminologisch werden für Sigmatismus Lispeln und Zischeln gebraucht.
52) Kramer, a. a. O., S. 38.

53) Weinert, a. a. O., S. 77; erwähnt sei auch G. Senff-Georgis Übung mit dem Pfropfen (Die Redekunst, Ein Lehrbuch für Jedermann, 2. Aufl., Dresden 1895, S. 57 f.), die ihm als das einzig nutzbringende Mittel (!) in seiner Praxis erschien: „Man nimmt den Pfropfen einer Weinflasche, schneidet ihn der Länge nach durch, so dass zwei scharfe Kanten entstehen; nun nimmt man ihn so zwischen die Zähne, dass die eine Kante nach innen, die andere nach außen, der gerundete Teil an die Oberzähne, der waagerechte Teil an die Unterzähne kommt. Nun spreche man irgend etwas, lese etwas vor, mache Sprachübungen mit diesem Pfropfen. Die Zunge wird sich leicht an der scharfen Kante stoßen. Man übe so lange, bis die Zunge fast nie mehr diese Kante berührt, und das Lispeln ist überwunden." (!) Ähnliches findet sich bei Karl Hermann, „Die Technik des Sprechens", Leipzig u. Frankfurt 1898, S. 76 f., als „einzige Übung, um eine schwere Zunge geschmeidig zu machen" zur Bildung von t, d, s, ss. Auch v. Bodenhausen-Satory, a. a. O., S. 60 f. hält „fleißiges Sprechen auf dem Kork" neben methodischen Übungen für ein „vorzügliches Heilmittel".

54) Hugo Stern, Über einige Erfahrungen auf dem Gebiete der Sprach- und Stimmheilkunde (Vortrag), Monatsschrift f. Ohrenheilkunde und Laryngo-Rhinologie, 69. Jahrgang, 1935, S. 813.

55) Herold, a. a. O., S. 35.

56) Kramer, a. a. O., S. 34.

57) Richard Wittsack, Vorlesung.

58) Lindner, a. a. O., S. 94 ff.; auch in: Untersuchungen über die Lautsprache und ihre Anwendung auf die Pädagogik, Päd. psychol. Arbeiten, hrsg. von Max Brahm, VII. Bd., Leipzig 1916, S. 134 f.

59) Führing-Lettmayer, a. a. O., S. 26; s. a. van Dantzig, a. a. O., S. 612.

60) Gutzmann, sen., Sprachheilkunde, a. a. O., S. 186.

61) O. Thomann, Pathologie und Therapie der Sigmatismusformen, Referat auf der Sonderschullehrerkonferenz 1934 (zitiert bei: Führing-Lettmayer, a. a. O., S. 28).

62) Gutzmann, sen., Sprachheilkunde, a. a. O., S. 551.

63) Kramer, a. a. O., S. 39.

64) Krech, Therapie..., a. a. O., S. 107 ff.; Ableitungsmethoden stützt auch Christian Winkler. Er spricht von der richtungweisenden Bedeutung des Ethos der sprachlichen Haltung auch für eine Beseitigung der S-Störung. „Man geht nicht so vor, dass man die richtige Stellung beschreibt, vormacht und evtl. ausbessert, sondern gewinnt den Laut aus der Bewegung". Winkler geht vom Ch aus und bildet während der Lautgebung im Übergang ein S. Zungenvorschub und Lippenbreitzug werden zunächst getrennt. Die Bewegung gelingt leichter als die Stellung, sie gestattet durch stetes Hören „eine weit genauere Nachprüfung und sie steht von vornherein der laufenden Bewegung der späteren Rede näher". Das Ch muss häufig dann noch kurz nachgeübt werden. (Christian Winkler: Die deutsche Sprech-

kunde seit Drachs Tod, in: Erich Drach, Sprecherziehung, 11. Aufl., Oberursel im Taunus 1949, S. 234 f.); ähnlich auch in „Lautreines Deutsch", Braunschweig, Berlin, Hamburg 1950, S. 12. Der Terminus „Lispeln" wird dabei universal für den Sigmatismus addentalis, interdentalis und lateralis gebraucht.

65) Kramer, a. a. O., S. 38.
66) Wagener, a. a. O., S. 22.
67) van Dantzig, Einzel- und Gruppenbehandlungsmethoden..., a. a. O., S. 613 f.
68) F. Zelenka, Zur Gewinnung von S und Sch, Zeitschrift f. Heilpädagogik, 28. Jahrgang, 1937, H. 3 (zitiert bei Führing-Lettmayer, a. a. O., S. 27, auch bei Kramer, a. a. O., S. 38).
69) Kramer, a. a. O., S. 38.
70) Weiß, Erfahrungen bei der Behandlung von Sigmatismen, a. a. O., S. 252.
71) Otto Lettmayer, Die Korrektur falscher Laute im Bereich der Vorderzunge durch Ableitung aus einem benachbarten richtigen Laut, Zeitschrift für Heilpädagogik, 28. Jahrgang, 1937, H. 3 (zitiert in: Führing-Lettmayer, a. a. O., S. 27 f).
72) Fröschels, u. a. Sprachheilkunde, a. a. O., S. 331.
73) Nadoleczny, Kurzes Lehrbuch..., a. a. O., S. 70.
74) Stein, Sprach- und Stimmstörungen..., a. a. O., S. 88 f.
75) Weiß, a. a. O., S. 251 f.
76) Führing-Lettmayer, a. a. O., S. 27.
77) Flatau, Sprach- und Stimmstörungen, S. 213.
78) Wagener, a. a. O., S. 22.
79) Flatau, a. a. O., S. 213.
80) Weinert, a. a. O., S. 74.
81) Führing-Lettmayer, a. a. O., S. 37 ff.
82) Coën, Pathologie und Therapie der Sprachanomalien für Ärzte und Studierende, a. a. O., S. 15.
83) Weiß, a. a. O., S. 258.
84) Liebmann, Sprachstörungen, H. 8, a. a. O., S. 16 f.
85) Gutzmann, sen., Sprachheilkunde, a. a. O., S. 554.
86) Fröschels, Sprachheilkunde, a. a. O., S. 329 f.
87) Stein, a. a. O., S. 89.
88) Kramer, a. a. O., S. 33; vgl. auch Kube, a. a. O.

Die Anwendung der Therapien in der Praxis

Übersicht über die Therapieverläufe

1) Krech, Therapie..., a. a. O., S. 107 f.

2) Arnold, Die Zusammenarbeit der Universitätslektoren für Sprechtechnik mit dem Spracharzt, a. a. O., S. 706.
3) Wethlo, Deutsche S-Sch- und L-Laute mit gehobener und gesenkter Zungenspitze, a. a. O., S. 30 f.
4) Krech, a. a. O., S. 77.
4a) vgl. Rethmann, a. a. O., S. 775: „Die psychische Belastung bei Lautbildungsstörungen kann zu Minderwertigkeitsgefühlen und Depressionen führen".
5) Richard Wittsack, Sprechkunde, Normalschullehrer, sprachkrankes Kind, Das sprachkranke Kind, Halle 1930; derselbe, Sprechkunde – Sprecherziehung, Deutschunterricht 1948, H. 3; Vorlesungen.
6) Krech, Therapie..., a. a. O., S. 111 f.; Die Lehrerstimme, a. a. O., S. 77 f.
7) van Dantzig, Einzel- und Gruppenbehandlungsmethoden ..., a. a. O., S. 610.
8) Fröschels, Singen und Sprechen, a. a. O., S. 266, während später (Sprachheilkunde, a. a. O., S. 328) erwähnt wird, dass „in einzelnen Fällen . . . 10-jährige, 12-jährige und 15-jährige Kinder nach zweiwöchentlicher Behandlung vollständig gut sprechend entlassen" wurden, also nach etwa 12 Sitzungen bei täglicher Beeinflussung; nach den Angaben von Berendes, a. a. O., S. 40, schwankt die Behandlungsdauer zwischen 2 und 6 Wochen (bei der Annahme täglicher Beeinflussung: 12-36 Sitzungen).
9) Stein, a. a. O., S. 95.
10) Kramer, a. a. O., S. 29.

Zur Ätiologie der Sigmatismen

Die Bedeutung der Zahnstellungsanomalien für die Zischlautbildung

11) Luchsinger und Arnold, a. a. O., S. 311.
12) ebenda, S. 311.
13) Wagener, a. a. O., S. 10.
13a) Loebell, a. a. O., S. 64.
14) Gerda Shainermann, Statistisches über das kindliche Stammeln, Arch. f. Sprach- und Stimmphysiologie, 1938, H. 3, S. 195.
15) Brode, a. a. O., S. 13.
16) Führing-Lettmayer, a. a. O., S. 32.
17) Knobel, a. a. O., S. 108 f.
18) Führing-Lettmayer, a. a. O., S. 32.
19) ebenda, S. 32.
20) Knobel, a. a. O., S. 109.
21) ebenda, S. 109.

22) ebenda, S. 110.
23) Weinert, (a. a. O., S. 70) bezieht sich auf Herold, A. Hoffmann und Nadoleczny.
24) Walter Klestadt, Die soziale zahnärztliche Tätigkeit und Sprachstörungen, Zahnärztliche Rundschau, 37. Jahrgang, 1928, Nr. 26, S. 1072.
25) A. Hoffmann, a. a. O., S. 195; Berendes, a. a. O., S. 39, hält u. a. das Vorhandensein der oberen und unteren Frontzähne für eine wichtige anatomische Voraussetzung für die Therapie der S-Störungen; s. a. W. Meyer-Eppler, Anmerkung 1/36.
26) Wagener, a. a. O., S. 18.
27) Luchsinger und Arnold, a. a. O., S. 311.
28) Wagener, a. a. O., S. 10.
29) Maximilian Führing und Franz Wurst, Ein Beitrag zur Diagnose des Sigmatismus lateralis, Eos, Zeitschrift f. Heilpädagogik, 22. Jahrgang, 1930, H. 5, S. 136.
30) Herold, a. a. O., S. 23.
31) ebenda, S. 23 f.
32) ebenda, S. 24.
33) ebenda, S. 26.
34) Wagener, a. a. O., S. 12.
35) ebenda, S. 13.
36) Herold, a. a. O., S. 31.
37) Klestadt, a. a. O., S. 1073.
38) Wagener, a. a. O., S. 13; Adalbert Überhorst, Welchen Einfluß haben die Zahn- und Kieferdeformitäten auf die Bildung des S-Lautes? Zahnärztliche Rundschau, 41. Jahrgang, 1932, Nr. 8, S. 320 ff.
39) Klestadt, a. a. O., S. 1073.
40) ebenda, S. 1072 f.
41) ebenda, S. 1074.
42) Herold, a. a. O., S. 31 f.
43) Knobel, a. a. O., S. 116, 118, 126.
44) Luchsinger und Arnold, a. a. O., S. 311 f.; (Berendes, a. a. O., S. 37, betont, dass die falsche Zungenlage aufgrund deren auf gewohnheitsmäßiger Basis "Lispeln" entsteht, in so vielen Fällen von Abweichungen der Zahnstellung und der Kiefer begleitet wird, "dass man in diesen Anomalien auch eine echte Mitursache (!) sehen muss, wenn freilich auch andere Menschen trotz solcher anatomischer Veränderungen den S-Laut richtig bilden können").
45) ebenda, S. 312.
46) Klaus Brahm, Elektroakustische Untersuchungen der Zischlaute bei Kranken mit Sigmatismus und doppelseitiger Innenohrschwerhörigkeit, Folia Phoniatrica, 1953, H. 1, S. 9 f.
46a) Rethmann, a. a. O., S. 778, nennt weiterhin für die Ätiologie u. a. Makro- und Mikroglossie und „langdauernde und die Entwicklung hemmende Krankheit im

Kindesalter". Unter Hinweis auf Luchsinger wird der „Sprachschwächetypus" als motorisch ungeschickt gekennzeichnet.
47) Luchsinger und Arnold, a. a. O., S. 273 f.
48) ebenda, S. 273.
49) Walter Hohn, Experimentelle Untersuchungen zur Erklärung der Lautbildung bei künstlicher Deformation des Gebisses der Naturvölker, Vox, Jahrgang 1925, H. 6, S. 27; v. Essen, a. a. O., S. 72, weist auf die phonologische Bedeutung der Untersuchung hin.
50) Herold, a. a. O., S. 32.
51) ebenda, S. 35.
52) Walter Wild, Funktionelle Prothetik, Basel 1950, S. 144 ff.
53) Gutzmann, sen., Über die verschiedenen Formen des Lispelns ..., a. a. O., S. 275.
54) Herold, a. a. O., S. 32.
55) ebenda, S. 32 f.
56) Fuhr, Lispeln beim Tragen einer Prothese, Zahnärztliche Rundschau, 43. Jahrgang, 1934, H. 5, S. 203 f.
57) Russel, W. Tench, Sprachgewohnheiten und ihr Einfluß auf die Herstellung von Zahnersatz, Zahnärztliche Rundschau, 37. Jahrgang, 1928, Nr. 13, S. 530; s. a. Brode, a. a. O., S. 17.
58) Wild, a. a. O., S. 148.
59) Neumann, a. a. O., S. 346.
60) E. Heinrich, Lebendige Prothetik, Berlin 1948, Teil II, Psychopathologie des Plattenersatzes, S. 90 ff.
61) Wild, a. a. O., S. 135 ff.
62) Heinrich, a. a. O., S. 103 f.
63) ebenda, S. 104.
64) Luchsinger und Arnold, a. a. O., S. 315.
65) Heinrich, a. a. O., S. 105.
66) Herold, a. a. O., S. 27 f.
67) ebenda, S. 28.
68) Knobel, a. a. O., S. 124.
69) G. Heinrich, Die Beziehung der Kiefer und Zähne zur Sprache, Deutsche Zahnheilkunde, Sonderheft O. Walkhoff, Leipzig 1921, S. 136.
70) W. Rosenthal, Versorgung der totalen Gesichts- und Kieferspalten, Das deutsche Gesundheitswesen, 4. Jahrgang, 1949, H. 5 (besprochen durch E. Wannemacher, in: Deutsche Zahnärztliche Zeitschrift, 6. Jahrgang, H. 4, S. 213).
71) Fritz Meder und Erwin Reichenbach, Orthopädisch-prothetische Maßnahmen zur Behebung von Sprachstörungen, in: Die Fortschritte der Zahnheilkunde nebst Literaturarchiv, herausgegeben von Julius Misch, 5. Bd., I. Teil, 1929, S. 892.
72) Wild, a. a. O., S. 187.

73) G. E. Arnold, Audiometrische Untersuchungen bei Stammelfehlern, Archiv f. Ohren-, Nasen- und Kehlkopfheilkunde sowie die angrenzenden Gebiete, 150. Bd., 1941, H. 1, Zusammenfassung; Luchsinger und Arnold, a. a. O., S. 271, 312.
74) Luchsinger und Arnold, a. a. O., S. 271.
75) Führing-Lettmayer, a. a. O., S. 10 f.
76) Kramer, a. a. O., S. 20.
77) Erna Kiehn, Untersuchungen über die Fähigkeit zu fein abgemessenen Bewegungen (Feinmotorik) bei stammelnden, stotternden und normalen Volksschülern, Vox, Jahrgang 1935, H. 1/6, S. 35.
78) K. Kistler, Linkshändigkeit und Sprachstörungen, Schweizer med. Wochenschrift, XI. Jahrgang, 1930, S. 34.
79) Luchsinger und Arnold, a. a. O., S. 271.
80) Führing-Lettmayer, a. a. O., S. 10 f.
81) Luchsinger und Arnold, a. a. O., S. 271.
82) Kramer, a. a. O., S. 24.
83) Emil Fröschels, Zur Frage der Erblichkeit von Sigmatismen, Wiener med. Wochenschrift, 82. Jahrgang, 1932, Nr. 28, S. 897; so fanden wir eine Häufung von add. S-Störungen in einer Klasse (Juli 1953), deren Klassenlehrer einen Sigmatismus addentalis aufwies. Durch das Lehrervorbild wurde das altersmäßig normale Überwiegen des interdentalis beseitigt. In einer anderen Klasse hatten alle Mitglieder eines Freundeskreises S-Fehler. Zu ergänzen ist ferner, dass in einer größeren Zahl von Fällen mangelhafte elterliche Aufsicht (durch Berufsarbeit) ätiologisch für die Sigmatismen zu berücksichtigen war.
84) ebenda, S. 901.
85) S. Kaminski, Das Kind und die Sprache im Lichte der Lehren Pawlows, Die neue Schule, 1952, H. 33, S. 14.
86) van Dantzig, Einzel- und Gruppenbehandlung..., a. a. O., S. 612.
87) Kramer, a. a. O., S. 19 ff.
88) Führing-Lettmayer, a. a. O., S. 11.
89) Felix Trojan: Leopold Stein, The Infancy of Speech and the Speech of Infancy, London 1949 (Besprechung in: Folia Phoniatrica, Vol. 4, 1952, H. 1, S. 63); s. a. Leopold Stein, Zum Wesen des Sigmatismus, Bericht über die Verhandlungen des II. Kongr. f. Logopädie und Phoniatrie 1926, Wien und Leipzig 1927, S. 91; derselbe, Das universelle Stammeln im Lichte der vergleichenden Sprachwissenschaft, Zeitschrift für die gesamte Neurologie und Psychiatrie, 95. Bd., 1925, S. 100; derselbe, Sprach- und Stimmstörungen . . ., a. a. O., S. 82.
90) Moščisker, a. a. O., S. 909.
91) Stein, Sprach- und Stimmstörungen..., a. a. O., S. 82 f.

Die Anamnese

92) Fröschels, Sprachheilkunde, a. a. O., S. 97 ff.

Die Diagnose

93) Klestadt, a. a. O., S. 1071.
94) Nadoleczny, Kurzes Lehrbuch..., a. a. O., S. 68.
95) Kramer, a. a. O., S. 26.
96) ebenda, S. 26.
97) Führing-Wurst, a. a. O., S. 135.
98) Gustav Heidbrede, Zahn- und Kieferanomalien und falsche S-Bildung, Zahnärztliche Rundschau, 43. Jahrgang, 1934, H. 3, S. 115.
99) Stein, Stimm- und Sprachstörungen..., a. a. O., S. 83.
100) Nadoleczny (Kurzes Lehrbuch..., a. a. O., S. 68) bezieht sich auf das von Gutzmann zuerst angewandte Verfahren, den Luftdurchschlag kymografisch aufzuzeichnen.
101) Luchsinger und Arnold, a. a. O., S. 287.
102) Führing-Lettmayer, a. a. O., S. 23.
103) Stein, a. a. O., S. 83.
104) Führing-Lettmayer, a. a. O., S. 23 f.
105) Krech, Therapie..., a. a. O., S. 107.
106) Fröschels, Sprachheilkunde, a. a. O., S. 318 f.
107) Herold, a. a. O., S. 33.
108) Luchsinger und Arnold, a. a. O., S. 271, 273.
109) Führing-Wurst, a. a. O., S. 136.
110) Luchsinger und Arnold, a. a. O., S. 287.
111) Stein, a. a. O., S. 114.
112) Führing-Lettmayer, a. a. O., S. 48.
113) Kramer, a. a. O., S. 27.
114) Führing-Lettmayer, a. a. O., S. 24.
115) Luchsinger und Arnold, a. a. O., S. 283.
116) ebenda, S. 284 f.
117) ebenda, S. 287.
118) Herold, a. a. O., S. 15 ff.; s. a. Kramer, a. a. O., S. 27.
119) Erwin Reichenbach, Experimentelle Untersuchungen über Aussprachefehler bei Zischlauten und deren Behandlung, Bericht über den II. Kongr. f. Heilpädagogik in München 1924, Bd. 1-4, 1923/29, S. 205.
120) Stein, a. a. O., S. 20.
121) Flatau, Sprach- und Stimmstörungen, a. a. O., S. 215.

122) Wild, a. a. O., S. 17, 187.

Die Prognose

123) Arnold, a. a. O., S. 288; Berendes bezeichnet die Heilungsaussicht als „absolut gut, wenn die Stellung der Frontzähne annähernd normal und der Abschluss des Nasenrachenraumes durch das Gaumensegel regelrecht ist" (a. a. O., S. 41), ohne die Mitarbeit des Patienten, seine Intelligenz und motorische Geschicklichkeit einzubeziehen.
124) Nadoleczny, Kurzes Lehrbuch..., a. a. O., S. 69.
125) Wagener, a. a. O., S. 21 (auf Nadoleczny bezogen).
126) ebenda, S. 21.
127) Luchsinger und Arnold, a. a. O., S. 288.
128) Flatau, a. a. O., S. 211.
129) Kramer, a. a. O., S. 29.
130) Imhofer, Zur Kasuistik des Parasigmatismus nasalis, a. a. O., S. 130 f.
131) Freud, Petit appareil ..., a. a. O., S. 436.
132) F. Otto, Das Geheimnis, Stotternde und Stammelnde zu heilen, Halle 1832, S. 41 f.; G. Senff-Georgi, Die Redekunst, Ein Lehrbuch für Jedermann, 2. Aufl., Dresden 1895, S. 57, schränkt noch mehr ein: „Das Lispeln und leichte Anstoßen mit der Zungenspitze an die oberen Zähne kann bis auf ein ganz Geringes durch Beharrlichkeit und Ausdauer vertrieben werden. Große Sprecher, wie Demosthenes bei den Griechen, der deutsche Schauspieler Seydelmann, sollen es sogar gänzlich überwunden haben." (!)
133) Coën, Pathologie und Therapie der Sprachstörungen, a. a. O., S. 3; ein Urteil einer amtlichen Stelle, das am 28. 5. 1953 bei der Ablehnung einer Therapie abgegeben wurde, sei noch angefügt: Nach „dem Gutachten unseres Beratungsarztes handelt es sich bei der Versicherten nicht um ein akutes Leiden, da das Leiden schon immer bestand". (Das Leiden war ein addentaler Sigmatismus, S, Z, gestört, Sch o. B., bei einer 15-jährigen Oberschülerin, die von ihrem Klassenlehrer geschickt wurde!).
133a) Chr. Winkler, Lautreines Deutsch, a. a. O., S. 12: „besonders Lispelfehler sind oft sehr hartnäckig".
133b) Kube, a. a. O., betont besonders die Bedeutung der Mitarbeit des Sprachgeschädigten während der Beeinflussung.
134) Luchsinger und Arnold, a. a. O., S. 288.

Die Therapie

135) Wittsack, Vorlesung.
136) Führing-Lettmayer, a. a. O., S. 86.
137) Ruth Büttner, Universitätslektorin, Halle, Therapeutische Praxis.
138) Wittsack, Vorlesung.
139) Emil Fröschels, Der Ursprung der Kaumethode, in: The Chewing Approach in Speech and Voice Therapy, edited by Deso A. Weiß, M. D., and Helen H. Beebe, Basel-New York, o. J., S. 7 f.
140) Führing-Lettmayer, a. a. O., S. 31; Julius Berendes vertritt neuerdings für die S-Bildung ein Vorschieben des Unterkiefers, "so dass die Schneiden der oberen und unteren Frontzähne sich einander bis zur Aufbissstellung nähern" (Einführung in die Sprachheilkunde, Leipzig 1953, S. 38).
141) Elisabeth Lötsch, Universitätslektorin, Halle, Therapeutische Praxis.
142) Werner Orthmann, wiss. Assistent, Halle, Therapeutische Praxis.
143) vgl. hierzu u. a. Maria Bonaventura, Ausdruck der Persönlichkeit in der Sprechstimme und im Phonogramm, Forschungen zur Sprachtheorie, herausgegeben von K. Bühler, IV. Arch. f. d. ges. Psychologie, 94. Bd., 1935, S. 501 ff.
144) Fritz Schweinsberg, Stimmliche Ausdrucksgestaltung im Dienste der Kirche, Heidelberg 1946, S. 93.
145) ebenda, S. 94; vgl. W. Reinecke, Die Kunst der idealen Tonbildung, Leipzig 1906, S. 85 f.
146) Schweinsberg, a. a. O., S. 94.
147) ebenda, S. 94.
148) ebenda, S. 411; s. a. die Ausführungen von Wolfgang Wilhelm, Die psychotherapeutischen Möglichkeiten der gezielten Stimmwiedergabe, Psychologische Rundschau, 4. Jg., 1953, H. 3, S. 275 ff., der die Begegnung mit der eigenen Stimme in bedingter Parallelität zur kombiniert-psychologischen Methode zur Therapie von leichteren Fehlhaltungen einsetzt, während „die schweren Phobiker, Depressiven oder gar Zwangsneurotiker... viel zu sehr in den Käfigen ihrer eingefrorenen Lebens- und Libido-Situationen (sitzen), als dass sie auf Klang und Duktus ihrer Stimmen so reagierten, wie es der Korrektur ihrer Lebenshaltungen förderlich wäre" (S. 279). W. grenzt ab, dass der Patient noch fähig sein muss, ins „dialektische Gespräch mit sich selbst zu kommen", um im Erkennen des alten ‚tat tvam asi – das bist du!' den Weg durch die Krise in die Lösung der Fehlleistungen zu finden. Eingehend wird die Schockwirkung des Hörens der eigenen Stimme beleuchtet und u. a. die Möglichkeit der Anwendung der gezielten Stimmwiedergabe mit entsprechender Vorsicht bei Stotterern und bei Sprechgehemmten vorgeschlagen. Die Ermutigungswirkung des kontrollierbaren Bessersprechens wird auch von W. hervorgehoben (S. 280).

149) Schweinsberg, a. a. O., S. 489 in Bezug auf den Redeakt; für das Hören der eigenen Stimme sei im Übrigen auf die Literatur b. Schweinsberg, a. a. O., S. 93, Anmerkungen 91, 92, 93 verwiesen.
150) Berendes erwähnt im Abschnitt „Lispeln" wohl die Schallaufnahme (Schallplatte) als Beleg für das Nichterkennen der eigenen Sprache, nicht aber als Therapiemittel (a. a. O., S. 39).
151) H. - W. Hohmann, Ist eine spezielle Psychotherapie in einer Allgemeinpraxis nötig und möglich? Wiss. Zeitschrift der Martin-Luther-Universität Halle-Wittenberg, Jahrgang II, 1952/53, H. 8, S. 560; vgl. hierzu u. a. auch Helene Fernau-Horn, Hemmungszirkel und Ablaufzirkel in der Pathogenese und Therapie des Stotterns, Med. Monatsschrift, Jg. 1952, 6, S. 323, zitiert u. a. bei Berendes, a. a. O., S. 49.
152) Krech, Therapie..., S. 107 f.
153) Hohmann, a. a. O., S. 560.
154) Nervenarzt 19, 1948, zitiert bei Hohmann, a. a. O., S. 560.
155) J. H. Schultz, Das autogene Training (Konzentrative Selbstentspannung), Versuch einer klinisch-praktischen Darstellung, 4. Aufl., Leipzig 1940.

7 Anhang

Übungstexte für die Praxis der kombiniert-psychologischen Methode

Die Behandlung der S-Fehler ist eine Umerziehung, die den ganzen Menschen im Sinne der Psychotherapie erfassen muss. Das bedingt, dass neben der Persönlichkeit des Therapeuten, die dieser Beeinflussung den Weg bereitet, auch die Texte der Übungen dem nicht entgegenstehen, dass sie nicht passiv wirken und mechanistisch und sinnlos hergesagt werden, weil sie keinen Gehalt haben, sondern die Einheit von Sprechen und Denken zur adäquaten Schallform werden lassen.

Die meisten Zusammenstellungen von S-Texten lassen eine psychologische, ganzheitliche Erfassung des Patienten nicht zu, so sehr ihr systematischer und lautverwandtschaftlich-folgerichtiger Aufbau anerkannt wird. Die nur äußerliche Anteilnahme erlahmt zudem durch ein Zuviel an Übungen.

Über allem steht die Erhaltung der Bewusstheit des Könnens, des Nichtausgeschlossenseins, des Gefühls, mit der Sprache schon jetzt sich im Leben der Gesellschaft zu behaupten und nicht erst nach endlosen Silbenübungen. Jedes gelungene Sätzchen hilft diese Grundeinstellung festigen. Es kann also auch nicht darum gehen, Anhäufungen von S-Lauten zu bringen, sondern den Laut in normalen, ungesuchten und möglichen sinnhaften Verbindungen des schulischen oder beruflichen Alltags sprechen zu lassen. Selbstverständlich unterliegt die jeweilige Auswahl den Gesetzen des Zeitstiles[*].

Unsere Übungen gehen in der Systematik auf Liebmann[4] zurück. Seine Anordnung ist mit wenigen Ausnahmen, z. B. dem Vertauschen der 5. und 6. Übung, da nach unseren Erfahrungen Ps auch von der Artikulationsbasis aus günstiger

---

[*] Deshalb gehören Coëns[1] „So sei nun, Seele, seine! so soll es sein" oder „Racheschnaubend, vor Wut schäumend, stürzte sich das Wildschwein auf das sanfte, ahnungslose Schaf" oder „Die Perser stammen aus Asien, dieselben sind sanft und gelassen" ebenso wenig in unsere Therapie wie Corvins[2] „Sümpfe sind oft seltsam" oder „Sanft ruhte Susanna am See" oder auch die Reime um S-Laute. Selbst J. Kramers[3] Beispiele lassen die Möglichkeiten der Beeinflussung des Patienten durch den Text vermissen.

gelautet wird als Ks, beibehalten. Abgeändert wurde die Reihenfolge der Vokale. Wir haben jeweils die Vokale zuerst angeschlossen, die im Kieferwinkel dem geübten Laut am nächsten liegen, beim S-Laut I, beim Sch-Laut aber U, Vokale, die sich ohne wesentliche Umstellung bilden lassen.

Ebenso erscheint die von Liebmann verwendete H-Prothese vor dem E der Endsilben, bei der auch in unserer Übersicht nachweisbaren gemeinsamen hyperkinetischen Grundlage von Sigmatismen (add.) und Stimmstörungen, als Prädisposition für undichten Stimmklang. Sie kann leicht durch ein sprechkundlich gebildetes, d. h. in die Resonanz hereingenommenes E (Krech[5]) ersetzt werden.

Innerhalb der einzelnen Gruppen wurde versucht, die Reihenfolge nach Lautverwandtschaft zu halten und zuerst lange und geschlossene (gespannte) und im Anschluss kurze offene (ungespannte) Vokale zu geben.

Schon nach der ersten Übung folgen Wortblöcke und kurze Sätze, die nach Art der Beispiele Röslers weiterentwickelt werden können. Die Zahl der Wörter wurde verringert, um die Isolierung möglichst kurz zu halten und um den Übungserfolg nicht zu gefährden. Nach der 4. Übung werden die bereits sprechbaren Sätze, für Erwachsene und Kinder getrennt, eingefügt. Hierbei ist in beiden Gruppen darauf Wert gelegt, die S-Lautung in verschiedener Sprechspannung, so wie sie sich aus den Beispielen der verschiedenen Verfasser in Andeutungen auch ohne Anleitung bei jedem Sprecher als einfache Reaktion auf die Schallform ergibt, zu bringen. Für Kinder musste zu Spielreimen* gegriffen werden, die durch Mimik und Motorik das Gleiche bewirken.

Ähnlich konnte bei der 8. und 9. Übung verfahren werden. Die 12. Übung gibt, wiederum nach Altersstufen getrennt, schwierige S-Verbindungen ohne Gesuchtheit in Wörtern unseres täglichen Gebrauches, in geflügelten Worten oder in Zitaten.

Nach diesen Vorbereitungen folgen Ganztexte, in denen sich therapeutisch Wesentliches mit dem vom Sprecher in verschiedener Anteilnahme, Sprechlage und

---

* Die Kindergedichte sind, soweit sie nicht dem Volksgut angehören oder auf das Werk Röslers zurückgehen, den Sammlungen „Lachen und Lernen" (Eine Sammlung von Kindergedichten), Berlin-Leipzig 1948, Volk und Wissen Verlag, und „Tausend Sterne leuchten" (Hirt's Sammlung deutscher Gedichte), Breslau 1937, entnommen.
Für die Hilfe bei der Auswahl der Dichtungen bin ich der früheren wissenschaftlichen Assistentin des Institutes, Edith Wolf, z. Z. Dozentin an der Hochschule für Schauspielkunst in Leipzig, zu herzlichem Dank verpflichtet.

Spannungsstufe zu Gestaltendes verbindet. Die Ablenkung des Lesers durch den Gehalt und durch die Notwendigkeit der Konzentration auf die Gestaltung wird verstärkt und verdichtet.

Zeitnahe Texte ergeben sich nach unserer Praxis aus den Tageszeitungen oder aus dem jeweiligen Arbeitsgebiet des Patienten.

Am Schluss jeder Behandlung steht, sobald als möglich begonnen und vorbereitet, die Sicherung des Lautes im Spontansprechen. Erst die Fehlerfreiheit des Sprechgestaltens aus dem Augenblick ist Kriterium und Beweis, dass die Übungen mit ihren bewussten Spannungen und Erinnerungen an den gestörten Laut überwunden sind, und die Therapie mit Berechtigung als abgeschlossen gelten kann.

Die Auswahl will in allem Vorschlag bleiben, Grundlage, auf der oder über der von Fall zu Fall weitergebaut werden kann im Eingehen auf den Patienten und auf die Art der vorliegenden Störung.

Die Bewusstheit des Könnens muss gefördert werden, die Bewusstheit, in der Gesellschaft zu stehen. Dazu gehört die Freude an der Behandlung und auch die Freude am Übungsstoff, am Text.

Anmerkungen zum Anhang

Übungstexte für die Praxis der kombiniert-psychologischen Methode

1) Coën, Spezielle Therapie des Stammelns, a. a. O., S. 57, 69.
2) Stein, Stimm- und Sprachstörungen..., a. a. O., Übungsbuch, S. 50, 53 ff.
3) Kramer, a. a. O., S. 53.
4) Liebmann, Sprachstörungen, H. 8, a. a. O., S. 27 ff.
5) Hans Krech, Die Grundlagen des Sprechens, Wiss. Zeitschrift der Martin-Luther-Universität Halle-Wittenberg, Jahrgang III, 1953/54, Ges.-Sprachwiss. R., Heft 2, S. 492.

Erste Übung (Schreibung <s, ß, ss>)

-s	die-s	Bi-ss	Mai-s
	Gefä-ß	e-s	Hau-s
	Ma-ß	Fa-ss	Erlö-s
	blo-ß	Ro-ss	
	Mu-s	Nu-ss	

das Fass – dies Haus – es gibt Reis – (Mus usw.).

Zweite Übung (Schreibung <st, ßt, sst>)

-st	er lie-s-t	Li-s-t	er rei-s-t	
	le-s-t!	Po-s-t	du bau-s-t	
	bla-s-t!	A-s-t	bereu-s-t	
	Tro-s-t	Mo-s-t	lös-t	
	Wu-s-t	Lu-s-t	grü-ß-t	kü-ss-t

Wir beantworten: Was ist heiß?
Was ist groß?

Dritte Übung (Schreibung <ste, ßte, sste>)

-ste	er nie-s-te	Ki-s-te	Lei-s-te	
		Re-s-te	es brau-s-te	
	ra-s-te	Ma-s-te	Fäu-s-te	
	lo-s-te	ro-s-te	er lö-s-te	ich rö-s-te
	ich hu-s-te	er wu-ss-te	grü-ß-te	Kü-s-te

Die breite Leiste – die hohen Maste – usw. Wer rastet rostet.

Vierte Übung (Schreibung <ß, ss>)

-se	er lie-ß-e	Ri-ss-e	das wei-ß-e	
	Gefä-ß-e	ich e-ss-e		
	Ma-ß-e	Ma-ss-e		
		Po-ss-e	Grö-ß-e	
	Mu-ß-e	Ru-ss-e	Grü-ß-e	Nü-ss-e

Dies und jenes.
Das große weiße Haus. – Dies hier? – Nein, das ist es! Es ist erst in der vorigen Woche fertig geworden.
Der Wind brauste und tobte und riss das Laub von den Bäumen.

Für Kinder:

Wir beantworten: Was ist weiß?
Was können wir alles mit „aus" sagen (nach Rösler)
aus dem Haus usw.
aus Blech usw.
Wir steigern: groß, größer ... (heiß, weiß usw.)

Reim

Ich und du, Bäckers Kuh,
Müllers Esel, der bist du.

Rätsel

Morgens weiß und mittags nass,
rate mal, was ist das?

Frühling

Ihr Kinder, heraus,
Heraus aus dem Haus!
Heraus aus den Stuben,
Ihr Mädel und Buben!
Juchheirasassa!
Der Frühling, der Frühling,
der Frühling ist da!

(E. Geisler)

Fünfte Übung (Schreibung <ps(e), bs(e)>)

-ps		Gip-s	reib'-s!	Knirp-s-e
-pse	ich heb's auf!		glaub's!	Erbse
	das gab's mittags	Klaps		Tapse
	er hob's hoch	Klops		Klopse
		Stups		Schubse

Sechste Übung (Schreibung <ks, cks, chs, x>)

-ks	ni-k-s	fi-k-s	nik-s-e	knik-s-e
	(Nix)	(fix)	(Nixe)	(Knickse)
-kse	Keks	Klecks	Hexe	Eidechse	Häcksel
	Dachs	Max	Achse	Knackse	
	Koks	Ochs	Ochse	boxe	
	Wuchs	Fuchs	Luchse	Buxe	Füchse

Siebente Übung (Schreibung <z, tz>)

-ts	geit-s	blit-s	hit-s-e	beit-s-e	
	(Geiz)	(Blitz)	(Hitze)	(Beize)	
-tse	Kauz	Netz	Netze	Schnauze	
		Spatz	Katze	Käuze	
		Klotz			Plötze
		Schmutz	putze		Mütze
ts-	t-s-iege	t-s-immer	t-s-aun		
	(Ziege)	(Zimmer)	(Zaun)		
	Zebra	Zelle	Zeiger		
	Zahl	Zander	Zäune		
	Zobel	Zoll	zögern	Zölle	
	zu	Zucker	Zügel	zünden	
tsw-	t-s-wiebel	t-s-wicke	t-s-weig		
	(Zwiebel)	(zwicke)	(Zweig)		
	Zwieback	Zwecke	zweimal		
	zwar	Zwirn	zwölf		
		Zwanzig			

Achte Übung

s (sth.)	Sie-be	Si-tte	Sei-fe		Rie-se
	Seele	Senta	sauber		lese
	Saal	Sache	säumen		Hase
	Sohle	Sonne	Söhne	Söller	Rose
	Suhl	Suppe	Sühne	Sünde	Muse

Max und Moritz.
Morgens um sechs Uhr wurde auf Gleis eins Gips ausgeladen. Sechsundsechzig Säcke waren es.

Man muss sich für nichts zu gering halten. (Lichtenberg)
Singe, wem Gesang gegeben. (Chamisso)
In Saus und Braus.
Von Haus zu Haus.
Sommer und Sonne.
Zahn der Zeit (Shakespeare: Maß für Maß)
Witz auf Witz!
Blitz auf Blitz! (Gleim: Musenalmanach 1798)
Im Zickzack zuckt ein Blitz... (Liliencron: Heidebilder)

Für Kinder:

Wenn alles ganz ruhig sein soll, machen wir: Ps-t! (mit Zeigefinger heben!)
Wir beantworten: Wo ist Max? (usw.)
Wir steigern: leise, leiser, am leisesten; (süß, böse usw.)

s

Das Korn
Der Bauer baut mit Müh und Not
Das Korn für unser täglich Brot.

Zum Müller wird das Korn gebracht
Und feines Mehl daraus gemacht.

Der Bäcker nimmt das Mehl ins Haus
Und bäckt im Ofen Brot daraus.

Die Mutter streicht noch Butter drauf,
Und wir – wir essen alles auf.

(E. Lausch)

Abzählreime

s/z

Eins, zwei, drei,
Butter auf den Brei,
Salz auf den Speck,
Du musst weg.

Eins, zwei, drei,
Zuckersüßes Ei,
Zuckersüße Lutscherbuddel,
Du bist frei.

Spiele

Der Wind heult: s - - - (Sirenenton!) an- und abschwellend, den Ton von unten
    nach oben und wieder nach unten führen.
Der Maikäfer summt: s - - - (stimmhaftes s!)
Mücken, Fliegen (kleine, dicke Brummer): in höherer und tieferer Tonlage
    summen: s - -
Eine mit der Hand gefangene Fliege summt in kurzen Stößen: s-s-s-s-...
                                        (nach Rösler)

Wir beantworten: Was ist süß?
Wir zählen bis zehn! bis zwanzig! usw.

Neunte Übung

-sch	Tau-sch	Bu-sch	Plü-sch	Tu-sch-e	lau-sch-e
-sche	Geräusch	Frosch		Brosche	Frösche
	Fleisch	rasch		Asche	ich heische
		ich lösch das Licht		Wäsche	Rüsche
		Tisch		Tische	
-scht	hu-sch-t	hu-sch-te	Sch-uhe	Sch-uld	
-schte	rauscht	lauschte	schon	Scholle	
sch-	nascht	haschte	Schaum	schauen	
	löscht	löschte	Schale	schützen	
	wäscht	preschte	schön	Schall	
	fischt	fischte	Schere	Scheibe	
			Schiene	Schelte	
				Schirm	
schp-	sch-piel	sch-pinne	sch-tiel	sch-till	
	(Spiel)	(Spinne)	(Stiel)	(still)	
scht-	Späne	Spende	stehlen	Stempel	
	Spaten	Spalte	Staat	Stall	
	Spur	Sport	stoßen	Stollen	
	Speise	Spund	Stuhl	Sturm	
	spüren		Stein		
			staunen		
schl-	sch-lief	Sch-liff	Sch-leim		
	Schlehdorn	schlendern	schlau		
	Schlag	Schlamm	schleunig		
	Schlot	Schloss		Schlösser	
	es schlug	Schluss		Schlüssel	
schm-	Sch-mied	Sch-minke			
	Schmeer	Schmerz	Schmaus		
	schmal	Schmalz			

	schmoren	schmollen	Schmöker		
	Schmus	Schmuck		schmücke	
schn-	sch-niegeln	Sch-nitte	sch-neiden		
	Schnee	Schnell	schnauben		
	Schnabel	Schnalle	Schnäuzchen		
	schnobern	schnoddrig	schnöde	Schnörkel	
	Schnur	Schnupfen	schnüren	schnüffeln	
schr-	sch-rieb	Sch-rift	Sch-rei	Dor-sch	Bur-sche
-rsch	Schreber	Schreck	Schraube	Marsch	Forscher
	Schrot	Schramme	schräg	Hirsch	Warschau
		Schrott		unwirsch	herrschen
		schrumpfen			Kirsche
-tsch	Rut-sch	lut-schen			
	Matsch	Kutsche			
	Kitsch	quietschen	klatschen		
	Etsch		quetschen		
			Pritsche		

Die schön und zweckentsprechend erneuerte Schule am Fuße des steilen Aufstieges zum Schmalstein verfügt außerdem über einen geräumigen Spielplatz, der nach Süden geöffnet ist.

Die Sonne scheint drei Stunden schon. (Weber: Langschläfer)
Die Spatzen, sie schwatzen. (Sergel: Spitzbuben)
Gar schöne Spiele spiel' ich mit dir. (Goethe: Erlkönig)
 Mit Stürmen mich herumzuschlagen
Und in des Schiffbruchs Knirschen nicht zu zagen. (Goethe: Faust I.)

Für Kinder:

Lautspielerei

lilalut-sch-   fifafut-sch-
ninanut-sch-   titatut-sch-
mimamut-sch-   kikakut-sch-
pipaput-sch-   rirarut-sch-

(nach Rösler)

spitz, spitzer, am ....? schlecht, schlechter, am . . . ?

Schnipp, schnapp,
schneid ab,
schneid Speck,
schneid den Daumen nicht mit weg.

Eisenbahnspiel

sch Die Lokomotive hat einen Schornstein. Wir machen auch einen Schornstein mit den Lippen. Nun machen wir auch so: sch-sch-sch-sch--.-. Die Lokomotive hat es schwer! (Berg hinauf!): sch--sch-- ... Jetzt geht es leicht und schnell: schschsch.. Weiter ausbauen: Ein Junge ist die Lokomotive, die anderen Kinder sind die Wagen. Eine Reihe! Spiel! Bergauf: „Kann's nicht schaffen, kann's nicht schaffen, ist so schwer." Bergab: „Ich schaff es schon, ich schaff es schon..."

(nach Rösler)

Die Eisenbahn

sch
Tsch, tsch, tsch - die Eisenbahn!
Wer will mit, der hängt sich an!
Tsch, tsch - erst geht's nur im Schritt.
Kleiner Hans, du willst noch mit?
Häng dich an, noch ist es Zeit!
Tsch, tsch - unser Weg ist weit.
Tsch, tsch, tsch, tsch, tsch - hopp!
Erst im Trab, nun im Galopp!
Autsch – der letzte Wagen fällt,
Und der schnelle Blitzzug hält,
Ausgestiegen, nachgesehn,
Ob ein Unglück ist geschehn!

(E. Weber)

Reim

sch
Ringel, Ringel, Reihe,
Sind der Kinder dreie,
Sitzen unterm Holderbusch,
Machen alle: husch, husch, husch!

sch
Schlaf, Kindlein, schlaf!
Der Vater hüt' die Schaf,
Die Mutter schüttelt's Bäumelein,
Da fällt herab ein Träumelein.
Schlaf, Kindlein, schlaf.

Wir beantworten: Wohin ich schreibe.
Wer kann schwimmen?
Was ist schlimm?

Was kann man alles mit Schule sagen? (Schulhaus usw.)

Tischlerlied

z/sch Zisch, zisch, zisch! Der Tischler hobelt den Tisch.
Tischler, hoble den Tisch mir glatt,
Dass er keine Löcher hat!
Zisch, zisch, zisch! Tischler hoble den Tisch.

Zehnte Übung (Schreibung <ch, ig>)

-ich
richti-ch	krie-ch-e	Fi-ch-te
(richtig)		
nebelig	Bleche	Hecht
fraglich	Fläche	Nächte
mutig	Dächer	Leuchter
wohnlich	Flüche	möchte
möglich	Tücher	reichte
gemütlich	Teiche	
einig		
auswendig		

am günstigsten, am wichtigsten usw.

Elfte Übung

j-
je-der	je-tzt	jä-ten
Japan	Jammer	Jütland
Johann	Jolle	
Jugend	Junge	

Zwölfte Übung

Zeitz	Messeausweis	Feuersbrunst
Raspel	Bezirksstelle	Auszeichnung
Statistik	Finanzwirtschaft	Zeitungsanzeige
Einflüsse	Selbstbewusstsein	Fleischermesser
Jahrzehnt	Betriebsbesichtigung	Erziehungsziel
Industrie	Missverhältnisse	Schießschanze
Aussprache	Auftragsanweisung	Fensterglas
Interesse	Presseausschuss	Seifenhaus
Vorsitzender	Wirtschaftskrise	Werkzeugkiste
Infektion	Gaststättenwesen	Kistenholz
Zwiegespräche	Gemeinschaftserziehung	Blasorchester
Organismus	Sitzungszimmer	Messerspitze
Experiment	Semesterabschluss	Wasserschlauch
zeitlos	Staatsexamen	Rosenstock
maßlos	Zahnschmerzen	Sonnenschein
zulassen	Zahnarzt	Zündhölzer
aufzuweisen	Wissenswertes	Meisterstück
sozusagen	Wasserstraße	Messingschild
auslösen	Kassenzettel	Ochsenschwanzsuppe
wechselweise	Vorlesungsverzeichnis	Reißzwecke
zielbewusst	Zeitungstext	schneeweiße Wäsche
fassungslos	Verbandszeug	zentrales Nervensystem
ausnahmslos	Hexenmeister	medizinische Zeitschrift
herbstlich	Hochzeitslied	Lektion 22
	Großzügigkeit	realistische Kunst
	Meisterschaftskämpfe	soziale Verhältnisse
	Feststimmung	weiße Rosen
	Auszahlung	Meißner Porzellan
	Beißzange	meisterhafte Leistung
	Handelszentrale	22667, 77215 u. ä.
	Berufsziel	(erstens, 2., 3. usw.)
	Schlusszeile	Das tut nichts zur Sache
	Verwendungszweck	Die Revolution von 1848
	Kreis Zerbst	ein klassisches Zitat
	Satzzeichen	in kürzester Zeit
	Platz zehn	
	Notizzettel	

Das ist's!

Wir singen und sagen vom Grafen so gern,
Der hier in dem Schlosse gehauset.　　　(Goethe: Hochzeitslied)

Versunken und vergessen,		
Das ist des Sängers Fluch.	(Uhland: Des Sängers Fluch)	

Leise, leise, fromme Weise,
schwing dich auf zum Sternenkreise. (Kind: Freischütz)

Seine Segel sind beseelt (Schiller: Sehnsucht)

Gierig saugt sie seines Mundes Flammen... (Goethe: Braut v. Corinth)

Saul, der Sohn Kis', ging aus, seines Vaters Eselinnen
   zu suchen... (Goethe: Wilhelm Meisters Lehrjahre)

Eurer Priester summende Gesänge... (Goethe: Braut v. Corinth)

Für Kinder:

Amsel	Grießbrei	weiße Wäsche
Drossel	Salzhering	nasses Gras
Distelfink	Süßkirsche	heißes Wasser
Zaunkönig	Obstbaum	heiße Würstchen
Spatz	Kätzchen	weiße Mäuse
Starmatz	Naschkätzchen	feines Gemüse
Eisbär	Schneckenhaus	süßes Obst
Mäuschen	Rosenrot	fleißige Schüler
Spitz	Schneeweißchen	kratzende Katzen
Schlüsselblume	Hans	schwatzende Spatzen
Vergissmeinnicht	Ernst	singende Drossel
Narzisse	Zwerg	Distel
Herbstzeitlose	Fränzchen	Brennnessel
Königskerze	Elschen	Flachs
Tausendschönchen	Hexenhaus	Schneeglöckchen
Tränendes Herz	Horst	Blumenstrauß
Eisgewächs	Lieschen	
Spitzwegerich	Naseweis	
Wiesenkuckuckskraut	Häuschen	

Der Hamster und die Ameise

„Ihr armseligen Ameisen", sagte ein Hamster, „verlohnt es sich der Mühe, dass ihr den ganzen Sommer arbeitet, um ein so Weniges einzusammeln? Wenn ihr meinen Vorrat sehen solltet!" –

„Höre", antwortete eine Ameise, „wenn er größer ist, als du ihn brauchst, so ist es schon recht, dass die Menschen dir nachgraben, deine Scheuern ausleeren und dich deinen räuberischen Geiz mit dem Leben büßen lassen!"
(Lessing)

Der Adler

Man fragte den Adler: „Warum erziehest du deine Jungen so hoch in der Luft?" Der Adler antwortete: „Würden sie sich, erwachsen, so nahe zur Sonne wagen, wenn ich sie tief an der Erde erzöge?" (Lessing)

Gespanntes Sprechen z. B. bei einer Stadtführung

Der Omnibus hat angehalten, nahezu dreißig Fahrtteilnehmer sind ausgestiegen und stehen auf dem Platz, noch unaufmerksam, zum Teil abgewendet:

Vor uns öffnet sich der Marktplatz. Sie sehen die Türme der Stadtkirche zur Linken spitz und steil aus dem Geviert des Langschiffes aufsteigen, das sich von Osten nach Westen erstreckt und zu den ältesten Bauwerken der Stadt zählt. Spitzbogenfenster mit kreuzförmigen Ornamenten versuchen sich stilistisch anzupassen. Ein Rundgang und die zwischen den zwei vorderen Türmen sich spannende Verbindungsbrücke mit aus der Ferne zierlichen Verstrebungen fallen besonders ins Auge.

Zu Füßen der Kirche plätschern seit zwei Jahrhunderten die Strahlen einer Wasserkunst, eine Sehenswürdigkeit, zu derem Betrachten sich Besucher aus allen Teilen des Landes einzufinden pflegen. Das Brunnenspiel zeugte zu allen Zeiten, selbst im Ausland, Nachahmungen.

Und während die Türme der Kirche und die strömenden Wasser zurückweisen in eine erfüllte und stolze städtische Vergangenheit, brandet die Geschäftigkeit der Großstadt um dieses Stück Geschichte, lärmen schwere Lastzüge im Kreisverkehr neben schnittigen Personenwagen und holpernden Fahrzeugen, vor denen jetzt wie einst bedächtige Pferde schreiten, dem Fußgänger seinen Platz mehr und mehr beschneidend.

Auf dieser Insel im Fluten des Stromes kreuzen sich die Straßenbahnen. Die Linien eins, zwei, sechs, zehn, zwölf, fünfzehn und sechzehn, die verschiedene Außenbezirke mit diesem Zentrum verbinden, haben hier Umsteigstellen.

Nicht zu vergessen sind die historischen Gaststätten am Rande des Marktes, in denen mancher Gast bereits speiste.

Dort eines der alten Wirtshausschilder, das zu beschaulicher Rast einlädt, mit einem der gastronomischen Wappentiere, dem Hirschen, jetzt gerahmt von den Aushängetafeln des Sterntaler Brauhauses mit der Anpreisung eines Pilsener Bieres.

Weiter rechts große Geschäftshäuser, schlicht ausgestattet, Zeugen unseres sachlicheren Zeitalters. Ihr Schmuck ist der Zweckmäßigkeit gewichen. Dennoch fügen sie sich ein in das rhythmische Bild, sie schwingen mit in dem Klang einer überzeitlichen Harmonie.

Eben setzt die traditionelle Turmmusik ein. Samuel Scheidts Kompositionen oder die des größeren Johann Sebastian Bach rufen zur Sammlung in all dem Lärm, im Gehaste des Alltages. Die Menschen lauschen dann, so wie Sie eben lauschen, und empfinden mitten in der Arbeit die Gegenwart der Kunst.

Nach diesem Abschluss möchte ich Sie bitten, wieder Platz zu nehmen. Wir fahren nun durch die Wassertorstraße zum Stadtwall, um uns die Befestigungen anzusehen und die Möglichkeit zu geben, auch dem Museum „Unserer Vorzeit" einen Besuch abzustatten. Also, bitte einsteigen!

Wir stehen jetzt an einem Fenster des Stadthauses und sprechen den gleichen Text als Erläuterung für einen einzelnen Hörer neben uns: also viel weniger gespannt auch in der Lautheitsstufe!

Für Kinder

Rätselreime

s   Füße hab' ich und kann nicht gehn,
    gar vieles muss ich tragen;
    in allen Stuben siehst du mich stehn,
    wer bin ich, kannst du es sagen?

Die kleine Köchin

s   Morgens früh um sechs
    Kommt die kleine Hex.
    Morgens früh um sieben
    Schabt sie gelbe Rüben.
    Morgens früh um acht
    Wird Kaffee gemacht.
    Morgens früh um neun
    Geht sie in die Scheun'!
    Morgens früh um zehn

Holt sie Holz und Spän',
Feuert an um elf,
Kocht dann bis um zwölf
Fröschebein und Krebs und Fisch:
Hurtig, Kinder, kommt zu Tisch!

Der Butzemann

z

Es tanzt ein Bi-ba-butzemann
In unserm Haus herum, didum,
Es tanzt ein Bi-ba-butzemann
In unserm Haus herum.
Er rüttelt sich, er schüttelt sich,
Er wirft sein Säcklein hinter sich.
Es tanzt ein Bi-ba-butzemann
In unserm Haus herum.

Die Handwerker

s,z,sch

Wer will fleißige Handwerker sehn,
Der muss zu uns Kindern gehn.
Stein auf Stein, Stein auf Stein,
Das Häuschen wird bald fertig sein.

... O wie fein, O wie fein,
Der Glaser setzt die Scheiben ein.
... Tripp, trapp drein; tripp, trapp drein,
Jetzt ziehn die fleiß'gen Leute ein.
... Stich, stich, stich; stich, stich, stich,
Der Schneider näht ein Kleid für mich.
... Poch, poch, poch; poch, poch, poch,
Der Schuster nagelt zu das Loch.

Ein Männlein steht im Walde

sch

Ein Männlein steht im Walde
Ganz, still und stumm,
Es hat von lauter Purpur
Ein Mäntlein um.

Sagt, wer mag das Männlein sein,
Das da steht im Wald allein
Mit dem purpurroten Mäntelein?

Das Männlein steht im Walde
Auf einem Bein
Und hat auf seinem Haupte
Schwarz Käpplein klein.

Sagt, wer mag das Männlein sein,
Das da steht im Wald allein
Mit dem kleinen schwarzen Käppelein?

(Heinrich Hoffmann von Fallersleben)

Guten Morgen

z   Heraus aus den Betten! Heraus, heraus!
Die liebe Frau Sonne, die lacht euch ja aus!
Die geht schon spazieren durch Felder und Flur
und denkt sich: „Wo bleiben die Kinder heut' nur?"

Und der Hahn auf dem Hof und die Spatzen vorm Haus,
die lachen die kleinen Langschläferchen aus.
Drum schnell in die Strümpfchen, in Hosen und Kleid –
„Guten Morgen, Frau Sonne! Jetzt sind wir so weit!"

(Holst)

Vom listigen Grasmücklein ein lustiges Stücklein

s/sch   Klaus ist in den Wald gegangen,
Weil er will die Vöglein fangen.

Auf den Busch ist er gestiegen,
Weil er will die Vöglein kriegen.

Doch im Nestchen sitzt das alte
Vögelein just vor der Spalte,

Schaut und zwitschert: „Ei der Daus! –
Kinderlein, es kommt der Klaus!

Hu, mit einem großen Prügel,
Kinderlein, wohl auf die Flügel!"

Brr, da flattert's: Husch, husch, husch!
Leer das Nest und leer der Busch.

Und die Vöglein lachen Klaus
Mit dem großen Prügel aus,

Dass er wieder heimgegangen,
Zornig, weil er nichts gefangen,

Dass er wieder heimgestiegen,
Weil er konnt' kein Vöglein kriegen.

(Güll)

Rätsel

z

In der Luft, da fliegt's,
auf der Erde liegt's,
auf dem Baume sitzt's,
in der Hand, da schwitzt's,
auf dem Ofen zerläuft's,
in dem Wasser ersäuft's.
Wer gescheit ist, begreift's.

Das dumme Kätzchen

zs/z/sch

Ist's nicht zum Lachen?
Kätzchen will Fliegen fangen
und weiß es nicht zu machen.
Immer summ und immer brumm,
dicht um Kätzchens Nas' herum.
Wie es greift, und wie es grapst,
immer hat's vorbeigeschnappst.
Immer summ und immer brumm,
Kätzchen springt um sich selbst herum.
Auf einmal sitzt es ganz still und guckt,
nur das weisse Schwänzchen zuckt.
Warte nur, Fliege! Jetzt muss es glücken.
Ein Luftsprung. Ätsch! Da liegt's auf dem Rücken.
Immer summ und immer brumm,
dicht um Kätzchens Nas' herum.
Liebes Kätzchen, nimm's nicht krumm;
aber du bist furchtbar dumm,
      summ, summ, summ,
    furchtbar dumm.

(Falke)

Strohhalm, Kohle und Bohne

In einem Dorfe wohnte eine arme alte Frau, die hatte ein Gericht Bohnen zusammengebracht und wollte sie kochen. Sie machte also auf ihrem Herd ein Feuer zurecht, und damit es desto schneller brennen sollte, zündete sie es mit einer Handvoll Stroh an. Als sie die Bohnen in den Topf schüttete, entfiel ihr unbemerkt eine, die auf den Boden neben einen Strohhalm zu liegen kam; bald danach sprang auch eine glühende Kohle vom Herd zu den beiden herab. Da fing der Strohhalm an und sprach: „Liebe Freunde, von wannen kommt ihr her?" Die Kohle antwortete: „Ich bin zu gutem Glück dem Feuer entsprungen, und hätte ich das nicht mit Gewalt durchgesetzt, so war mir der Tod gewiss: ich wäre zu Asche verbrannt." Die Bohne sagte: „Ich bin auch noch mit heiler Haut davongekommen, aber hätte mich die Alte in den Topf gebracht, ich wäre ohne Barmherzigkeit zu Brei gekocht worden wie meine Kameraden." „Wäre mir denn ein besser Schicksal zuteil geworden?" sprach das Stroh, „alle meine Brüder hat die Alte in Feuer und Rauch aufgehen lassen, sechzig hat sie auf einmal gepackt und ums Leben gebracht. Glücklicherweise bin ich ihr zwischen den Fingern durchgeschlüpft." „Was sollen wir aber nun anfangen?" sprach die Kohle. „Ich meine", antwortete die Bohne, „weil wir so glücklich dem Tode entronnen sind, so wollen wir uns als gute Gesellen zusammenhalten und, damit uns hier nicht wieder ein neues Unglück ereilt, gemeinschaftlich auswandern und in ein fremdes Land ziehen."

Der Vorschlag gefiel den beiden andern, und sie machten sich miteinander auf den Weg. Bald aber kamen sie an einen kleinen Bach, und da keine Brücke oder Steg da war, so wußten sie nicht, wie sie hinüberkommen sollten. Der Strohhalm fand guten Rat und sprach: „Ich will mich querüber legen, so könnt ihr auf mir wie auf einer Brücke hinübergehen." Der Strohhalm streckte sich also von einem Ufer zum andern, und die Kohle, die von hitziger Natur war, trippelte auch ganz keck auf die neugebaute Brücke. Als sie aber in die Mitte gekommen war und unter ihr das Wasser rauschen hörte, ward ihr doch angst: sie blieb stehen und getraute sich nicht weiter. Der Strohhalm aber fing an zu brennen, zerbrach in zwei Stücke und fiel in den Bach: die Kohle rutschte nach, zischte, wie sie ins Wasser kam, und gab den Geist auf. Die Bohne, die vorsichtigerweise noch auf dem Ufer zurückgeblieben war, musste über die Geschichte lachen, konnte nicht aufhören und lachte so gewaltig, dass sie zerplatzte. Nun war es ebenfalls um sie geschehen, wenn nicht zu gutem Glück ein Schneider, der auf der Wanderschaft war, sich an dem Bach ausgeruht hätte. Weil er ein mitleidiges Herz hatte, so holte er Nadel und Zwirn heraus und nähte sie zusammen. Die Bohne bedankte sich bei ihm aufs Schönste, aber da er schwarzen Zwirn gebraucht hatte, so haben seit der Zeit alle Bohnen eine schwarze Naht.

(Grimm)

Hans Krech – Ätiologie und Therapie der Sigmatismen

Volkmar und Renate Clausnitzer, Emmerting

Ätiologie und Therapie der Sigmatismen waren eines der zentralen Themen von Hans Krechs praktischem Handeln und seines theoretischen Wirkens. In seinem Wissenschaftsgebäude, das er mit der Inaugurierung des universitären Fachs Sprechwissenschaft und dessen Etablierung an der Martin-Luther-Universität Halle-Wittenberg in weniger als zehn Jahren schuf, ist ein wesentlicher Schwerpunkt die Therapie von Stimm-, Sprech- und Sprachstörungen. Bei den Sprechstörungen bezog er sich vor allem auf die Dyslalien, speziell die Sigmatismen, die er in den Mittelpunkt seiner Habilitationsschrift „Sprechkundliche Beiträge zur Therapie der Sigmatismen" stellte (1954 bzw. als Buchveröffentlichung 1955). In dieser Arbeit formulierte Krech schon seine Grundauffassung von Therapie, und zwar „den Patienten in seiner psychophysischen Ganzheit einzubeziehen" (E.-M. Krech 1969, 5). Gleichzeitig legte er mit dieser Habilitationsschrift den Grundstein zu seinem Therapiesystem, der Kombiniert-psychologischen Übungstherapie (1959), die noch heute die Basis jeder sprechwissenschaftlichen Behandlung von Sprach-, Sprech-, Stimm- und Schluckstörungen ist (vgl. Anders 2011). Hans Krech steht mit den genannten und anderen Veröffentlichungen ganz in der Tradition der deutschsprachigen und internationalen Entwicklung der Sprach-, Sprech- und Stimmtherapie, die sich damals schon seit Jahren in einem Paradigmenwechsel befand.

Der Paradigmenwechsel in der Sprach-, Sprech- und Stimmtherapie und die Sigmatismusbehandlung

In den 50er-Jahren des 20. Jahrhunderts zeichnete sich gerade in der Behandlung der Sigmatismen für alle Sprach-, Sprech- und Stimmstörungen exemplarisch und besonders deutlich ein Wechsel von einer einseitigen symptomorientierten Behebung der Störungen zu einer Therapie ab, die insbesondere an deren Ursachen anzusetzen versuchte, aber auch schon Anzeichen eines ganzheitlichen Verständnisses des Therapieprozesses und vor allem des Patienten selbst zeigte. Bereits R. Wittsack und nach ihm Krech sowie folgend auch andere Sprecherzieher und

Sprechwissenschaftler wie W. Orthmann, G. Lotzmann, W. Trenschel und H. K. Geißner und einzelne Sprachheilpädagogen, wie schon früher K. C. Rothe in Wien, dann J. Wulff in Hamburg, der sich oft auf H. Krech bezog, und M. Grohnfeldt in München, beförderten diesen Wandel sowohl praktisch als auch theoretisch. Insbesondere aber war es H. Krech, der mit seinen Auffassungen geradezu eine katalysatorische Rolle spielte für den sich vollziehenden Paradigmenwechsel mit allen theoretischen und praxisrelevanten Folgen bis hin zu einer fast vollständigen Neugestaltung der Therapie selbst. In seiner Nachfolge wurde von seinen Kollegen und Schülern sein ganzheitliches Therapiekonzept weiter ausgebaut und durch eine Vielzahl von Verfahren und diesbezüglichen Forschungen ergänzt.

Der Kern des Krechschen Ganzheitsgedankens ist sein Verständnis vom Menschen, sein humanistisches Menschenbild. Danach stellte er in erster Linie nicht die Störung und ihre Symptome in den Mittelpunkt seiner Bemühungen, sondern die ganze Persönlichkeit des Patienten mit seinem Sigmatismus und allen seinen Kompetenzen und Ressourcen. Er wandte sich von jeglicher Oberflächenkorrektur ab und strebte eine Tiefenveränderung an, die gleichzeitig – wenn erforderlich – eine psychologische Beeinflussung und eine Veränderung der sozialen Beziehungen der Betroffenen einschloss.

Bezüglich der Ursachen der Sigmatismen beschäftigte sich Krech hauptsächlich mit den Zahn- und Kieferstellungsanomalien, wobei er sich auf eine Vielzahl von Vorgängern seit dem Anfang des 20. Jahrhunderts bezog (vgl. H. Krech 1955; V. Clausnitzer 1965). Er erwähnte außerdem eine Reihe anderer möglicher Ursachen, angefangen von Hörstörungen, weiteren organischen Beeinträchtigungen (z. B. Adenoide, hypertrophe Tonsillen, ein zu kurzes Zungenbändchen), aber auch taktile Wahrnehmungsschwäche, motorische Mängel, Nachahmung, Störungen der Sprachentwicklung und psychische Faktoren, beispielsweise Stress, Defizite der Aufmerksamkeit und der Psychomotorik. Allerdings wertete Krech diese verschiedenen Ursachen nicht, maß aber bei den in seiner Habilitationsschrift angeführten erwachsenen Sigmatikern vor allem psycho-sozialen Faktoren wie z. B. Selbstwertbeeinträchtigungen bis hin zu Depressionen eine große Bedeutung bei (vgl. Krech 1954).

Vom therapeutisch-methodischen Aspekt her plädierte er für aktive Verfahren der Anbildung eines korrekten S-Lauts statt der bis dahin meist üblichen passiven Hilfsmittel (mit Sonden und dgl.), für eine Anfangsmotivation über die Bewusstheit des Könnens, für eine grundlegende psychische „Aufrichtung" der Patienten, für die Nutzung aller intakten Ressourcen der Sigmatiker und für die interdisziplinäre Einbeziehung anderer Fachrichtungen, insbesondere von Kieferorthopäden, Zahnärzten, HNO-Ärzten und Psychologen.

Ein weiterer wesentlicher therapeutischer Grundsatz war sein hoher ethischer Anspruch an die eigene Arbeit, die er in seiner lehrenden, therapeutischen und wissenschaftlichen Tätigkeit stets vorbildlich vorlebte und uns Schülern als eines seiner wichtigsten Vermächtnisse vermittelte.

Diese weit vorausschauenden Auffassungen zur Ätiologie und Therapie der Sigmatismen wurden – wie bereits erwähnt – von seinen Kollegen, Schülern und anderen Therapeuten von Sprach-, Sprech- und Stimmstörungen in den Folgejahren bis heute aufgegriffen und weiterentwickelt. Dabei geht es einmal um die Vertiefung der „Ganzheitlichkeit als Leitbild der therapeutischen Intervention" (Anders 2011, 263) mit Hilfe des inzwischen stark angewachsenen Basiswissens zur Sprache, zum Sprechvorgang und zum kindlichen Spracherwerb. Das beeinflusste auch die Ansichten zur Ätiologie der Sigmatismen, die wir heute unter dem Stichwort „multifaktorielle Ätiopathogenese" zusammenfassen. So werden als weitere Ursachen von S-Lautfehlern Störungen aller anderen Wahrnehmungssysteme, insbesondere des kinästhetischen, des vestibulären und des gustatorischen, Habits, andere orofaziale Dysfunktionen wie das fehlerhafte Schluckmuster, Verhaltensstörungen und -auffälligkeiten sowie ungewöhnliche Essgewohnheiten und frühkindliche Störungen der Nahrungsaufnahme angesehen. Auch die Berücksichtigung emergenter Gesetzmäßigkeiten (vgl. Lorenz 1977), womit das „zufällige" Auftauchen plötzlicher und unvorhergesehener Phänomene in der Natur (und Gesellschaft!) erklärt werden sollen, kann zur Aufhellung des komplexen Ursachengefüges der Sigmatismen beitragen.

Als ein sehr frühes Beispiel für die Weiterentwicklung der Krechschen Ideen ist die Aufführung und Einordnung der in einer Untersuchung an über 3000 Schülern erfassten vielfältigen Ursachen von Sigmatismen in dem von J. Wulff herausgegebenen Buch „Gebissanomalien und Sprechfehler" (1964) sowie in Ansätzen schon in einem Aufsatz des gleichen Autors aus dem Jahr 1958 anzusehen.

Weiterhin gilt für die Sigmatismustherapie die inzwischen in der gesamten Sprach-, Sprech- und Stimmtherapie allgemein anerkannte Erkenntnis, dass bei den meisten Störungen die Therapie mit der Förderung von basalen Funktionen von Sprache, Sprechen bzw. Stimme beginnen muss, so der Feinmotorik, der verschiedenen Wahrnehmungssysteme usw., weil Sprache und Sprechen nur die „Spitze des Eisbergs" eines komplizierten Erwerbs-, Speicherungs- und Produktionsprozesses darstellen. Die entsprechende methodische Umorientierung besteht ganz im Krechschen Sinn in der Einzelfallbezogenheit, Mehrdimensionalität, Methodenkombination sowie einer tätigkeits- und handlungsgeleiteten Praxis (vgl. V. Clausnitzer 1967). Daher bietet sich heute bei vielen Sigmatikern die Vorschaltung eines myofunktionellen Verfahrens an, um die bestehenden Defizite der genannten Basiskompetenzen zu beseitigen und damit die Voraussetzungen für eine rezidivfreie Sigmatismusbehandlung zu schaffen.

Dabei besteht ein Hauptziel der MFT in der Behebung fehlerhafter Abläufe der oralen Phase des Schluckvorganges und in der Erlangung eines kompetenten Mundschlusses. Die zu diesem Zweck von Sprachtherapeuten, Sprechwissenschaftlern und Kieferorthopäden entwickelten verschiedenen Behandlungssysteme bereichern auf diese Weise die Therapie der Sigmatismen. Das gilt ebenso für die diesbezüglichen praxisbezogenen Forschungen und theoretischen Verallgemeinerungen, wie sie z. B. in dem immer noch als deutschsprachigem Standardwerk der MFT geltenden Gemeinschaftsbuch „Myofunktionelle Therapie aus sprechwissenschaftlicher und kieferorthopädischer Sicht" (vgl. Thiele / Clausnitzer / Clausnitzer 1992) resümiert wurden. Von den zahlreichen Studien und Veröffentlichungen in vielen Ländern, die auch eine Weiterentwicklung des Krechschen Gedankenguts darstellen, sollen im folgenden Abschnitt exemplarisch die von R. und V. Clausnitzer in vielen verstreuten Publikationen aufzufindenden Ergebnisse ihrer praktischen und theoretischen Bemühungen zusammengefasst werden.

Berücksichtigung der Zusammenhänge von Sigmatismen, Gebissanomalien und orofazialen Dysfunktionen in der Dyslalietherapie

Infolge der Roux'schen Lehre von der Wechselwirkung zwischen Form und Funktion (vgl. 1883) wurde und wird immer wieder in der Literatur auf die Beziehungen zwischen Artikulationsfehlern und Gebissanomalien eingegangen. Eine besondere Stellung nimmt in diesem Zusammenhang der Sigmatismus und darunter der Sigmatismus interdentalis ein. Diese erklärt sich aus der interdentalen Position der Zungenspitze zwischen den Schneidekanten der oberen und unteren Frontzähne, woraus das besonders häufige Auftreten dieses S-Lautfehlers beim frontal offenen Biss resultiert (vgl. R. u. V. Clausnitzer 1989). Während beim regelrechten Gebiss die unteren Schneidezähne von den oberen überdeckt werden, fehlt bei der Anomaliengruppe des offenen Bisses der Überbiss in vertikaler Richtung; die Zähne klaffen. In einer von uns durchgeführten umfangreichen vergleichenden Studie an Patienten mit dysgnathen und Probanden mit eugnathen Gebissen, die kieferorthopädisch und sprechwissenschaftlich untersucht worden waren, konnten wir bestätigen, dass Sigmatismen bei den Patienten mit Gebissanomalien signifikant häufiger auftreten als bei den Probanden mit normalen Gebissen. Der Sigmatismus interdentalis spielte in diesem Zusammenhang die Hauptrolle; er wurde am häufigten beim frontal offenen Biss angetroffen, und zwar bei 60,8 Prozent der Fälle (vgl. R. u. V. Clausnitzer 1989).

Diese Untersuchungsergebnisse stimmen mit denen anderer Autoren überein (vgl. z. B. Lieb / Mühlhausen 1976, Reichenbach / Meinhold 1963). Dass beim frontal offenen Biss häufig ein Sigmatismus interdentalis besteht, besagt aber nicht, dass dieser Sprachlautfehler die Ursache der angeführten Gebissanomalie sein muss. Allerdings machten Fadel und Miethke die Erfahrung, dass ein frontal offener Biss bei bestehendem interdentalem Sigmatismus nicht rezidivfrei geschlossen werden kann (vgl. 1994). Die durch die gestörte Artikulation auf die Zähne ausgeübten Kräfte sind zu gering und ihre Einwirkungsdauer zu kurz, um zu Veränderungen ihrer Stellung zu führen. Nach Proffit / Norton (vgl. 1970) sowie Hensel (vgl. 1976) kommt dem Ruhedruck der orofazialen Weichteile die entscheidendere Bedeutung als ursächlicher Faktor für die Entstehung von Gebissanomalien zu. Die Auffassung von Reichenbach / Meinhold (vgl. 1963), dass die Dysgnathien eher prädisponierend für Dyslalien wirken, wird auch heute noch vertreten. Dabei spielt die Ausstattung des Betroffenen mit verschiedenen Kompetenzen eine wichtige Rolle, ob z. B. ein frontal offener Biss einen Sigmatismus interdentalis zur Folge hat oder nicht. Ein Primat der Zungendysfunktion scheint nach Ansicht der zuletzt genannten beiden Autoren nur bei komplexer Interdentalität zu bestehen. Komplexe Interdentalität liegt vor, wenn außer dem S noch weitere Laute interdental gebildet werden und eine interdentale Lage der Zunge beim Schlucken, bei konzentrierter Tätigkeit sowie im Schlaf besteht. Die sich in solchen Fällen massiv potenzierende pathogene Druckwirkung kann zur Entstehung von Dysgnathien führen (vgl. Reichenbach / Meinhold 1964). Das bedeutet, dass in die Wechselwirkung zwischen Dyslalien und Gebissanomalien auch der gestörte Schluckmodus einbezogen werden muss.

Da man davon ausgehen kann, dass sich das Sprechen nicht nur phylogenetisch, sondern auch ontogenetisch auf der Grundlage der reflektorisch-vegetativen Primärfunktionen des Saugens, Kauens und Schluckens entwickelt, sind Zusammenhänge zwischen Sprachlautbildung und Schlucken anzunehmen. Diese Auffassung kann durch die Ergebnisse einer weiteren von uns durchgeführten Studie bestätigt werden: 1.) 75 Prozent der Sigmatiker mit dysgnathem und 60 Prozent der Sigmatiker mit eugnathem Gebiss wiesen ein viszerales Schlucken auf. 2.) Bei einer Kombination von offenem Biss und Sigmatismus wurde in 93,7 Prozent der Fälle falsch geschluckt (vgl. R. u. V. Clausnitzer 1991a). Diese Daten sprechen dafür, dass eine Dyslalie der hörbare Ausdruck einer allgemeinen Zungendysfunktion sein kann, wie sie beispielsweise bei einem gestörten Schluckmodus besteht. Das bedeutet, dass einer rezidivfreien Behandlung eines Sigmatismus ein Umtrainieren des Schluckverhaltens vorangehen muss.

Außerdem ist der Zusammenhang zwischen Schlucken und Lippenhaltung zu beachten. Ein offener Mund führt zum Absinken der Zunge von ihrer normalen Ruhelage am Gaumendach auf den Mundboden. Die kaudale Fehllage der Zunge am Mundboden wird als ungünstige Ausgangsposition für ihre physiologischen Bewegungsabläufe beim Schlucken und Sprechen gewertet (vgl. Fränkel 1967).

Daraus ergibt sich, dass vor einer Sigmatismusbehandlung der Patient auf Dysfunktionen wie die offene Mundhaltung und das gestörte Schlucken überprüft werden muss (vgl. R. u. V. Clausnitzer 1991b). Bei Bestehen dieser Dyskinesien sollte der eigentlichen Sprechtherapie das Umtrainieren der genannten Fehlfunktionen – wie bereits erwähnt – mit Hilfe der Myofunktionellen Therapie vorangehen. Vom Kieferorthopäden muss eine bestehende Gebissanomalie korrigiert werden.

Zusammenfassend kann geschlussfolgert werden, dass Wechselwirkungen zwischen Sigmatismen, insbesondere dem Sigmatismus interdentalis, einem gestörten Schluckmodus, der offenen Mundhaltung und Dysgnathien bestehen, die sowohl bei einer kieferorthopädischen als auch bei einer sprechwissenschaftlichen und logopädischen Behandlung zu berücksichtigen sind. Bei Vernachlässigung dieser Zusammenhänge werden diese Therapien erschwert und es erhöht sich die Gefahr von Rezidiven in den genannten Fachdisziplinen.

Aus unseren Ausführungen ergibt sich die Notwendigkeit einer multidisziplinären Zusammenarbeit in der Sigmatismustherapie, die auf der Erkenntnis der multifaktoriellen Ätiopathogenese der S-Lautfehler und den Wechselwirkungen der verschiedenen ursächlichen Faktoren beruht. Damit konnten bis heute Krechsche Auffassungen vertieft und durch praktische Erfahrungen sowie wissenschaftliche Forschungen bestätigt werden.

Literatur

Anders, L. C. (2011): Hans Krech – Ideen und Wirkungen. In: Hans Krech. Beiträge zur Sprechwissenschaft I. Ausgewählte Schriften zur Therapie von Stimm-, Sprech-, Sprach- und Atmungsstörungen. Hg.: Krech, E.-M., Peter Lang Verlag, Frankfurt a. M., 257-265. (Hallesche Schriften zur Sprechwissenschaft und Phonetik 36).

Clausnitzer, R. / Clausnitzer, V. (1989): Häufigkeit der Sigmatismen bei den verschiedenen Dysgnathien. In: Quintessenz 40, 1853-1858.

Clausnitzer, R. / Clausnitzer, V. (1991a): Zusammenhänge zwischen Sigmatismen, fehlerhaftem Schluckmodus und Zahn- und Kieferstellungsanomalien. In: Die Sprachheilarbeit 36, 14-17.

Clausnitzer, R. / Clausnitzer, V. (1991b): Zusammenhänge zwischen offener Mundhaltung, Zahn- und Kieferstellungsanomalien und fehlerhaften Funktionsabläufen beim Schlucken und Sprechen. In: Logopädie (Zürich) 14, H. 2, 46-53.

Clausnitzer, V. (1965): Zum Zusammenhang von Zahnstellungsanomalien mit Dyslalien unter besonderer Berücksichtigung der Sigmatismen. Diplomarbeit Universität Halle-Wittenberg (Mskr.).

Clausnitzer, V. (1997): Paradigmenwechsel in der Kommunikationstherapie. In: Clausnitzer, V. / Clausnitzer, R. (Hg.): Logopädie für Studierende und Praktiker. Bd. 1: Grundlagen der Therapie von Sprach- und Sprechstörungen. Hüthig Verlag, Heidelberg, 5-26.

Fadel, B. / Miethke, R.-R. (1994): Die kieferorthopädische Behandlung des offenen Bisses bei Dysfunktionen und Habits. In: Kieferorthopädie 8, 23-34.

Fränkel, R. (1967): Technik und Handhabung der Funktionsregler. Verlag Volk und Gesundheit, Berlin.

Hensel, S. (1976): Metrische Untersuchungen des Weichteilmilieus im Seitenzahngebiet eugnather Gebisse. Habilitationsschrift Universität Greifswald.

Krech, E.-M. (1969): Vorwort. In: Krech, H.: Die Behandlung gestörter S-Laute. 2. Aufl. Hg.: Krech, E.-M. Verlag Volk und Gesundheit, Berlin, 5.

Krech, H. (1954): Sprechkundliche Beiträge zur Therapie der Sigmatismen. Habilitationsschrift Universität Jena. In: Wiss. Z. Univ. Halle, Ges.-Sprachwiss. R. III, 833-885.

Krech, H. (1955): Die Behandlung gestörter S-Laute. Carl Marhold Verlag, Halle (Saale).

Krech, H. (1959): Die kombiniert-psychologische Übungsbehandlung. In: Wiss. Z. Univ. Halle, Ges.-Sprachwiss. R. VIII, 397-430.
Auch in: Hans Krech (2011): Beiträge zur Sprechwissenschaft I. Ausgewählte Schriften zur Therapie von Stimm-, Sprech-, Sprach- und Atmungsstörungen. Hg.: Krech, E.-M., Peter Lang Verlag, Frankfurt a. M., 61-144. (Hallesche Schriften zur Sprechwissenschaft und Phonetik 36).

Krech, H. (1969): Die Behandlung gestörter S-Laute. Überarbeitet und herausgegeben von E.-M. Krech. 2. Aufl. Verlag Volk und Gesundheit, Berlin.

Lieb, G. / Mühlhausen, G. (1976): Vorkommen von Gebissanomalien und Sprechfehlern. Befunderhebung an 3086 Hamburger Schulkindern. In: Wulff, J. (Hg.): Gebissanomalien und Sprechfehler. Zusammenhänge und logopädische Maßnahmen. 2. Aufl. Ernst Reinhardt Verlag, München, Basel.

Lorenz, K. (1977): Die Rückseite des Spiegels. Deutscher Taschenbuch-Verlag, München.

Proffit, W. R. / Norton, L. A. (1970): The tongue and oral morphology: Influences of tongue activity during speech and swallowing. In: ASHA Reports 5, 106-115.

Reichenbach, E. / Meinhold, G. (1963): Neuere Beobachtungen und Untersuchungen über orale organische Sigmatismen im Zusammenhang mit Zahnstellungs- und Kieferanomalien. In: Fortschritte der Kieferorthopädie 24, 1-11.

Reichenbach, E. / Meinhold, G. (1964): Einige Bemerkungen zum sog. „falschen Schlucken" als Ursache von Dysgnathien. In: Deutsche Zahn-, Mund- und Kieferheilkunde 43, 355-366.

Roux, W. (1883): Beiträge zur Morphologie der functionellen Anpassung. In: Arch. Anat. und Entwicklungsgeschichte 76-162.

Thiele, E. / Clausnitzer, R. / Clausnitzer, V. (1992): Myofunktionelle Therapie aus sprechwissenschaftlicher und kieferorthopädischer Sicht. Hüthig Verlag, Heidelberg. (Theorie und Praxis der MFT, Bd. 1).

Wulff, J. (1958): Erfahrungen in der Lispelbehandlung. In: Die Sprachheilarbeit 3, 102-105.

Wulff, J. (Hg.) (1964): Gebissanomalien und Sprechfehler. Zusammenhänge und logopädische Maßnahmen. Ernst Reinhard Verlag, München, Basel (2. Aufl.: 1976).

Prof. Dr. phil. Volkmar Clausnitzer / Dr. med. dent. Renate Clausnitzer
Heckenweg 10, D-84547 Emmerting

Hallesche Schriften zur Sprechwissenschaft und Phonetik

Herausgegeben von Lutz Christian Anders, Ines Bose, Ursula Hirschfeld,
Eva-Maria Krech, Baldur Neuber und Eberhard Stock

Bände 1–15 herausgegeben von Eva-Maria Krech und Eberhard Stock
Bände 16–32 herausgegeben von Lutz Christian Anders, Ursula Hirschfeld,
Eva-Maria Krech und Eberhard Stock

Band 1 Eva-Maria Krech / Eberhard Stock (Hrsg.): Beiträge zur deutschen Standardaussprache. Bericht von der 16. Sprechwissenschaftlichen Fachtagung 1994 an der Martin-Luther-Universität Halle-Wittenberg. Zum Gedenken an Hans Krech. 1996.

Band 2 Eva-Maria Krech / Eberhard Stock (Hrsg.): Sprechen als soziales Handeln. Festschrift zum 70. Geburtstag von Geert Lotzmann. 1997.

Band 3 Eva-Maria Krech / Eberhard Stock (Hrsg.): Sprechwissenschaft – Zu Geschichte und Gegenwart. Festschrift zum 90jährigen Bestehen von Sprechwissenschaft/Sprecherziehung an der Universität Halle. 1999.

Band 4 Yvonne Anders: Merkmale der Melodisierung und des Sprechausdrucks ausgewählter Dichtungsinterpretationen im Urteil von Hörern. Sprechwissenschaftlich-phonetische Untersuchungen. 2001.

Band 5 Margret Bräunlich / Baldur Neuber / Beate Rues (Hrsg.): Gesprochene Sprache – transdisziplinär. Festschrift zum 65. Geburtstag von Gottfried Meinhold. 2001.

Band 6 Eva-Maria Krech (Hrsg.): Sprach-, Sprech- und Stimmstörungen – interdisziplinäre Kooperation in der Therapie. Festschrift zum 65. Geburtstag von Volkmar Clausnitzer. 2002.

Band 7 Baldur Neuber: Prosodische Formen in Funktion. Leistungen der Suprasegmentalia für das Verstehen, Behalten und die Bedeutungs(re)konstruktion. 2002.

Band 8 Eberhard Stock / Ludmila Veličkova: Sprechrhythmus im Russischen und Deutschen. 2002.

Band 9 Ines Bose: *dóch da sín ja' nur mûster //*. Kindlicher Sprechausdruck im sozialen Rollenspiel. 2003.

Band 10 Eva-Maria Krech / Eberhard Stock (Hrsg.): Gegenstandsauffassung und aktuelle phonetische Forschungen der halleschen Sprechwissenschaft. 2003.

Band 11 Wieland Kranich: Phonetische Untersuchungen zur Prosodie emotionaler Sprechausdrucksweisen. 2003.

Band 12 Lutz Christian Anders / Ursula Hirschfeld (Hrsg.): Sprechsprachliche Kommunikation. Probleme, Konflikte, Störungen. 2003.

Band 13 Kati Hannken-Illjes: Gute Gründe geben. Ein sprechwissenschaftliches Modell argumentativer Kompetenz und seine didaktischen und methodischen Implikationen. 2004.

Band 14 Annaliese Benkwitz: Kontrastive phonetische Untersuchungen zum Rhythmus. Britisches Englisch als Ausgangssprache – Deutsch als Zielsprache. 2004.

Band 15 Norbert Gutenberg (Hrsg.): Schreiben und Sprechen von Hörfunknachrichten. Zwischenergebnisse sprechwissenschaftlicher Forschung. 2005.

Band 16 Christiane Ulbrich: Phonetische Untersuchungen zur Prosodie der Standardvarietäten des Deutschen in der Bundesrepublik Deutschland, in der Schweiz und in Österreich. 2005.

Band 17 Christiane Miosga: Habitus der Prosodie. Die Bedeutung der Rekonstruktion von personalen Sprechstilen in pädagogischen Handlungskontexten. 2006.

Band 18 Ursula Hirschfeld / Lutz Christian Anders (Hrsg.): Probleme und Perspektiven sprechwissenschaftlicher Arbeit. 2006.

Band 19 Ramona Benkenstein: Vergleich objektiver Verfahren zur Untersuchung der Nasalität im Deutschen. 2007.

Band 20 Beate Wendt: Analysen emotionaler Prosodie. 2007.

Band 21 Uwe Hollmach: Untersuchungen zur Kodifizierung der Standardaussprache in Deutschland. 2007.

Band 22 Ines Bose (Hrsg.): Sprechwissenschaft. 100 Jahre Fachgeschichte an der Universität Halle. 2007.

Band 23 Ute Gonnermann: Quantifizierbare Verfahren zur Bewertung von Dysphonien. Auditivperzeptive Heiserkeitsbeurteilung, apparative Stimmdiagnostik und Selbsteinschätzung der Stimme. 2007.

Band 24 Mariam Hartinger: Untersuchungen der Sprechmotorik von Polterern mit Hilfe der Elektromagnetischen Mediosagittalen Artikulographie (EMMA). 2008.

Band 25 Beate Redecker: Persuasion und Prosodie. Eine empirische Untersuchung zur Perzeption prosodischer Stimuli in der Werbung. 2008.

Band 26 Kerstin Reinke: Zur Wirkung phonetischer Mittel in sachlich intendierter Sprechweise bei Deutsch sprechenden Russen. 2008.

Band 27 Johanna Steinberg: Geflüsterte Plosive. Eine akustische Untersuchung zum Stimmhaftigkeitskontrast bei Plosiven im Deutschen. 2008.

Band 28 Cordula Hunold: Untersuchungen zu segmentalen und suprasegmentalen Ausspracheabweichungen chinesischer Deutschlernender. 2009.

Band 29 Swetlana Nossok: Kontrastive phonologische und phonetische Analyse Weißrussisch-Deutsch und Analyse interferenzbedingter Ausspracheabweichungen. 2009.

Band 30 Lutz Christian Anders / Ines Bose (Hrsg.): Aktuelle Forschungsthemen der Sprechwissenschaft 1. Sprach-, Sprech- und Stimmstörungen / Sprache und Sprechen von Hörfunknachrichten. 2009.

Band 31 Ursula Hirschfeld / Baldur Neuber (Hrsg.): Aktuelle Forschungsthemen der Sprechwissenschaft 2. Phonetik, Rhetorik und Sprechkunst. 2009.

Band 32 Cordula Schwarze: Formen und Funktionen von Topoi im Gespräch. Eine empirische Untersuchung am Schnittpunkt von Argumentationsforschung, Gesprächsanalyse und Sprechwissenschaft. 2010.

Band 33 Ursula Hirschfeld / Eberhard Stock (Hrsg.): Sprechwissenschaftlich-phonetische Untersuchungen zur interkulturellen Kommunikation Russisch–Deutsch. 2010.

Band 34 Elena Travkina: Sprechwissenschaftliche Untersuchungen zur Wirkung vorgelesener Prosa (Hörbuch). 2010.

Band 35 Ulrike Sievert / Susanne Voigt-Zimmermann (Hrsg.): Klinische Sprechwissenschaft. Aktuelle Beiträge aus Wissenschaft, Forschung und Praxis. 2011.

Band 36 Hans Krech: Beiträge zur Sprechwissenschaft I. Ausgewählte Schriften zur Therapie von Stimm-, Sprech-, Sprach- und Atmungsstörungen. Herausgegeben von Eva-Maria Krech. Mit einem Beitrag von Lutz Christian Anders. Mit einer Audio-CD. 2011.

Band 37 Hans Krech: Beiträge zur Sprechwissenschaft II. Die Behandlung gestörter S-Laute. Sprechkundliche Beiträge zur Therapie der Sigmatismen. Herausgegeben von Eva-Maria Krech. Mit einem Beitrag von Volkmar und Renate Clausnitzer. 2011.

Band 38 Hans Krech: Beiträge zur Sprechwissenschaft III. Ausgewählte Schriften zur Phonetik, zum Sprechen von Dichtungen und zur Fachgeschichte. Herausgegeben von Eva-Maria Krech. 2011. *Erscheint in Kürze*

Band 39 Ines Bose / Baldur Neuber (Hrsg.): Interpersonelle Kommunikation: Analyse und Optimierung. 2011.

Band 40 Gottfried Meinhold / Baldur Neuber (Hrsg.): Irmgard Weithase – Grenzgänge. 2011.

www.peterlang.de

Ulrike Sievert / Susanne Voigt-Zimmermann (Hrsg.)

Klinische Sprechwissenschaft
Aktuelle Beiträge aus Wissenschaft, Forschung und Praxis

Frankfurt am Main, Berlin, Bern, Bruxelles, New York, Oxford, Wien, 2011.
146 S., 1 Abb., zahlr. Tab. und Graf.
Hallesche Schriften zur Sprechwissenschaft und Phonetik.
Verantwortlicher Herausgeber: Lutz Christian Anders. Bd. 35
ISBN 978-3-631-60501-1 · geb. € 32,80

Der Deutsche Bundesverband Klinischer Sprechwissenschaftler (DBKS) e.V. beging am 29. Mai 2010 das „Jubiläumssymposium Klinische Sprechwissenschaft" aus Anlass seines zwanzigjährigen Bestehens. Der Band enthält die Beiträge dieses wissenschaftlichen Symposiums, das in Zusammenarbeit mit dem Seminar für Sprechwissenschaft und Phonetik der Universität Halle-Wittenberg ausgerichtet wurde. Sie beschreiben die Vielfalt klinisch-sprechwissenschaftlicher Fragestellungen in Wissenschaft, Forschung und Praxis, weit über den Bereich speziell stimmtherapeutischer Fragestellungen hinaus. Behandelt werden u. a. Aspekte der Stimmtherapie-Wirkungsforschung und spezielle Stimmtherapiekonzepte, frühe Sprachförderung sowie Dysphagiemanagement.

Aus dem Inhalt: Arbeitsfelder Klinischer Sprechwissenschaft · Konzepte der Stimmfunktionstherapie · Studien zur Wirksamkeit der Stimmtherapie · Craniomandibuläre Dysfunktion · Sprachförderung in Kindertagesstätten: Vorstellung des sächsischen Landesmodellprojekts „Sprache fördern" · Einblick in Methoden der Sprachförderung · Dysphagie als interdisziplinäre Herausforderung

Frankfurt am Main · Berlin · Bern · Bruxelles · New York · Oxford · Wien
Auslieferung: Verlag Peter Lang AG
Moosstr. 1, CH-2542 Pieterlen
Telefax 00 41 (0) 32 / 376 17 27

*inklusive der in Deutschland gültigen Mehrwertsteuer
Preisänderungen vorbehalten
Homepage http://www.peterlang.de